华西医生：
别拿打鼾不当病

HUAXI YISHENG:
BIENA DAHAN
BUDANG BING

张晓晴 赵昕 主编

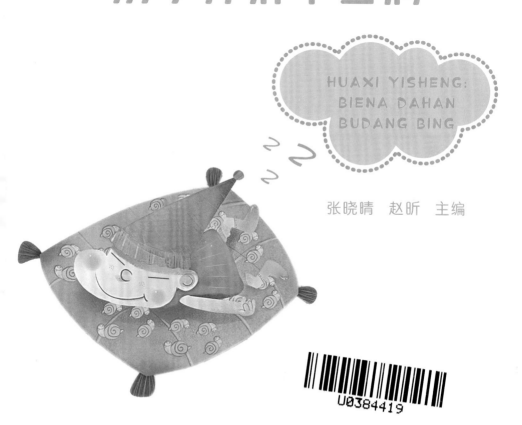

U0384419

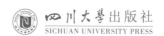

四川大学出版社
SICHUAN UNIVERSITY PRESS

项目策划：梁　平　周　艳
责任编辑：周　艳
责任校对：张　澄　张宇琛
封面设计：璞信文化
责任印制：王　炜

图书在版编目（CIP）数据

华西医生：别拿打鼾不当病 / 张晓晴，赵昕主编
. — 成都：四川大学出版社，2022.5
ISBN 978-7-5690-5128-5

Ⅰ. ①华… Ⅱ. ①张… ②赵… Ⅲ. ①睡眠－呼吸暂
停－综合征－防治 Ⅳ. ① R56

中国版本图书馆 CIP 数据核字（2021）第 231251 号

书名	华西医生：别拿打鼾不当病
主　　编	张晓晴　赵　昕
出　　版	四川大学出版社
地　　址	成都市一环路南一段 24 号（610065）
发　　行	四川大学出版社
书　　号	ISBN 978-7-5690-5128-5
印前制作	四川胜翔数码印务设计有限公司
印　　刷	四川盛图彩色印刷有限公司
成品尺寸	148mm×210mm
印　　张	5.25
字　　数	121 千字
版　　次	2022 年 5 月第 1 版
印　　次	2022 年 5 月第 1 次印刷
定　　价	39.00 元

◆ 读者邮购本书，请与本社发行科联系。
　电话：(028)85408408/(028)85401670/
　(028)86408023　邮政编码：610065
◆ 本社图书如有印装质量问题，请寄回出版社调换。
◆ 网址：http://press.scu.edu.cn

四川大学出版社
微信公众号

序一

充足睡眠，健康之源，幸福之本。良好睡眠是体力恢复、免疫力增强、记忆存储和巩固、中枢神经系统代谢废物清除和生长发育等重要生理过程所必需的。

以"打呼噜"为特征的睡眠呼吸暂停综合征表现为睡觉时打鼾、白天嗜睡和工作效率下降、认知障碍等。2016年我国流行病学数据分析显示，睡眠呼吸暂停综合征男性患病率高达14%，20年间增长了3.5倍；女性患病率增加2.5倍，升至5%。60～74岁人群高发。很多人认为打鼾者睡得香，太累才会打鼾，或者轻、中度鼾症患者可治可不治等。由于未及时就诊和干预，长期打鼾使患者发生心房颤动、中风、心力衰竭、心肌梗死、高血压和肺动脉高压等疾病风险显著增加，严重影响人的认知能力和工作效率。因此，睡眠呼吸暂停综合征是慢病防治与健康管理的重点。

本书作者张晓晴教授数十年来深耕睡眠医学，积累了大量临床案例，多年宝贵经验和专业知识厚积薄发，凝结成书。本书通俗易读，深入浅出，从睡眠质量、鼾症诊断和治疗等角度详尽地介绍睡眠与鼾症，是中老年人群必读的医学科普书籍。读完本书，您将了解为什么会打鼾，如何睡得更好，为什么高血压、心脏病、糖尿病、阳痿等多种疾病与鼾症密切相关。

　　只有正确认识鼾症，才能有效预防和治疗。愿读此书的你夜夜安睡！

中国睡眠研究会理事长　黄志力

序二

在我国全面建成小康社会之际，增强人民健康生活意识，加强健康科普推广工作是《"健康中国2030"规划纲要》的重要内容。科学睡眠、健康睡眠是与民众健康相关的基本医学常识。在人民物质生活水平普遍提高之后，健康睡眠更是成为衡量生活质量、生存质量、生命质量的重要标准。国内睡眠方面的研究起步较晚，配套的治疗措施相对单一，大众的睡眠相关知识也较为缺乏。

充足的睡眠、均衡的饮食和适当的运动，是国际社会公认的三项健康标准。充足的睡眠是体力恢复、免疫调节、记忆整合、内分泌调控、儿童生长发育等重要生理过程所必需的。睡眠质量直接影响生存质量，睡眠障碍可以直接损害人类健康，诱发多种疾病，甚至危及生命。近年来，人们对睡眠健康日益重视，睡眠医学有了长足的发展。

睡眠医学涉及耳鼻咽喉科、精神心理科、神经科、口腔科、呼吸科、儿科等多个学科领域，在专业知识方面有多角度论述，在睡眠障碍治疗上也存在各式各样的方式和效果。睡眠医学知识科普的重点和难点在于如何把睡眠知识讲清楚、讲有趣。

张晓晴教授进行了20多年睡眠医学临床研究工作，开创了微创手术治疗OSA新术式，将丰富的诊治经验以通俗易懂的形式详略得当地融入书中。此书深入浅出、案例翔实，初版发行后便得到读者的普遍认可。再版修订之际，又进行了适当的补充与完善，希望能有更多人阅读此书，从中获得相关的睡眠知识，了解睡眠障碍的病因、症状、危害和治疗方法，从而对自己和家人的健康有所帮助。

中国医师协会睡眠医学专委会主任委员

序三
关于睡眠，我想跟你说的一些话

现代都市，楼宇遮天蔽日，道路四通八达，商品琳琅满目，夜晚低空灯火辉煌。然而万千浮云之后，幻彩声色终归沉寂。静卧床榻的你，是进入美梦，还是面临睡与不睡的两难之际？

在这个纷繁复杂的世界，很多人像陀螺一样连轴转，压力越大，行得越慢，睡眠越差。

衣食无忧，体态发福，却常常体力不支，效率低下，睡眠不足。生活真的快乐吗？

快　乐

快乐是什么？

——快乐是保持健康的身心状态，不过"打折"的生活。快乐比金钱更重要。

——爱子女，爱家人，同时别忘了爱自己。让自己快乐，让周围的人也快乐。

——能战胜自己的只有自己，而快乐是自己爱惜自己。

快乐一点儿也不难。卸掉包袱、烦恼、自卑和懒惰，放下消极、抱怨、狭隘和犹豫，爽爽地睡一觉。每个人都需要甜美深沉的睡眠。

幸　福

睡眠质量可以影响一个人的成功和幸福。睡眠不好，会影响人的情绪，可能让人无所作为；也可能让人变得脆弱敏感，觉得一切都不公平，其他人都在针对自己；还可能让人变得斤斤计较，对周边的一切产生敌意。在睡眠差的烦恼里仰望幸福的人，每到天黑就发愁。太阳一落山，痛苦就伴随夜幕悄然而至。

不是每一棵树苗都能长成大树，不是每一朵花儿都能结出果实，不是每一晚睡眠都能安然踏实，不是每一次生命都能绽放光彩。要实现人生的价值，身体是本钱。而好的睡眠是身体健康的基础，把握好睡眠，才能把握好人生。

良好的睡眠是沙漠的甘泉，是健康之源，是生活之本，是开始一天学习、工作和生活的基础。低质量的睡眠或严重的睡眠障碍是身体的负累，不应放任不管，而应积极治疗，将健康握在自己手里。

良好的睡眠能带来良好的心态，造就一生的幸福。

幸福其实很简单：好好睡一觉，明天又是艳阳天。

假如……

假如知道这些道理，也许就不会出现以下类似情况：

上课注意力不集中，老是打瞌睡，回答问题总是答非所问，被老师骂，被同学笑，成绩还差；

随身携带纸条提醒自己，吃药打钩，坐车也怕坐过站；

出差时没有同事愿意与自己同住一室，因为鼾声震天，实在扰民；

在宁静的夜晚呼声震天，家人整夜难眠，只好制定对策——夫妻轮班睡；

上厕所时，为避免"瞌睡虫"打扰，"聚精会神"玩手机，结果还是"秒睡"，手机掉到地上；

嘴里叼着香烟，酣然进入梦乡，衣服、被褥上大洞小洞，还差点引起火灾；

嘴里吃着饭菜，人却已经呼噜连天，直到被食物呛醒；

在等红灯时睡着，或边开车边打盹，清醒时，车已撞到绿化带；

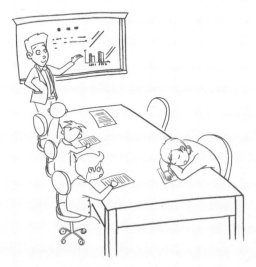

每次看电影都只看个开头就睡过去，从没完整地看过一部电影；

因为常常瞌睡，工作中屡屡出错，痛失被提拔的机会，甚至提前"退休"或"下岗"；

孩子由于打鼾憋气、睡眠不佳，发育缓慢、智力低下；

入睡后反复憋气，脸色青紫，嘴唇发绀，口吐白沫，全身抽搐，家人吓得半死，紧急呼叫"120"……

假如……还来得及，就请你抓住健康的尾巴，关注自己的睡眠，避免"睡眠杀手"的侵袭，更好地实现人生价值。

健　康

健康是指一个人在身体、精神和社会等方面都处于良好的状态，精力充沛，能从容不迫地生活和工作等。健康是人生的第一财富，拥有健康，比拥有金钱更重要。

世界卫生组织（WHO）衡量健康的十项标准如下：

1. 善于休息，睡眠良好；

2. 精力充沛，能从容不迫地担负日常生活和繁重的工作而不感到过分紧张和疲劳；

3. 处世乐观，态度积极，乐于承担责任，不挑剔；

4. 应变能力强，能适应各种环境变化；

5. 对一般感冒和传染病有一定的抵抗力；

6. 体重适当，体态匀称，身体各部位比例协调；

7. 眼睛明亮，反应敏捷，结膜不发炎；

8. 牙齿洁白，无缺损，无疼痛感，牙龈正常，无蛀牙；

9. 头发有光泽，无头屑；

10. 肌肉丰满，皮肤有弹性，走路轻松，有活力。

第二至十项指标的优劣均以第一项为基础。

如果睡眠质量不高，甚至有睡眠障碍，会导致四肢僵硬、全身疼痛；肌肤失色无活力，斑点、痘痘丛生；头发无光泽；内分泌紊乱，口气加重；目无定力，浮游无神；病态肥胖；消极怠慢，反应迟钝，无精打采……

良好睡眠是健康生活的基础，善待自己，从睡眠开始，让睡眠如婴儿般香甜，让日子像童年般新鲜。只有把握好睡眠，才能从容不迫地工作和生活，拥有健康、快乐、幸福的人生！

没有良好睡眠，就没有健康生活，更无法追求自己的梦想。

我们见过儿童夜间打鼾，发育迟缓；

我们见过成人白天嗜睡，影响工作；

我们见过女士失眠多梦，皮肤暗沉；

我们见过老人憋气缺氧，诱发慢病；

……

新冠肺炎疫情席卷全球，给每个人都敲响了警钟，人们比任何一个时期都更加关注自己的健康。只有增强自身免疫力，才能从容面对诸如新冠肺炎这类挑战。

过去20余载，我们耐心倾听每位患者的诉说，制订治疗方案，创新手术模式，提供优质服务；未来，我们将继续不忘初心，守护人们的睡眠健康，为每个人的梦想保驾护航。

什么是良好的睡眠？

如何拥有良好的睡眠？

什么是睡眠障碍？

打鼾是怎么产生的？有哪些危害？

如何正确面对打鼾？

如何预防和诊治打鼾？

请读者朋友在本书中详尽了解关于睡眠、关于健康、关于快乐和幸福的那些事儿。

四川省医学会睡眠医学专委会主任委员 张晓晴

2022年5月

目 录

· 诊 断 篇 ·

·治疗篇·

·附录 宣传及学术交流篇·

睡眠篇
About Sleeping

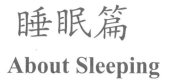

　　我们对睡眠再熟悉不过了，但它的学问大着呢。睡眠是什么？会遇到哪些问题？为什么要睡？怎样睡更健康？别着急，下面我们介绍一些与睡眠相关的知识，请大家跟我们一起走进睡眠，认识睡眠。

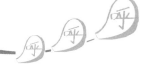

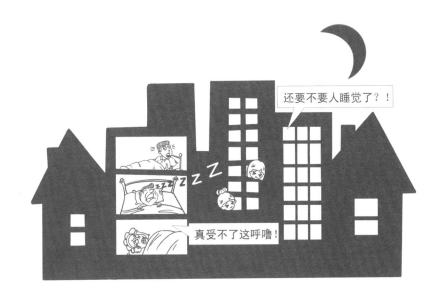

睡眠是什么?

　　睡眠是高等脊椎动物必需的生理过程，是影响人精神状态和生活质量的重要因素。有人说睡得好是身心健康的标志，睡不好是苦恼和疾病的征兆。从医学角度来说，睡眠是一种周期性的、自发的、可逆的静息状态。睡眠中机体反应性降低，意识暂时中断。当然，人们并不是一开始就知道睡眠的确切定义，是经过许多学者的不断研究、探索才最终确定的。

　　随着现代医学的发展，越来越多的学者开始认识到睡眠是机体自发的、受大脑控制的行为，有利于能量贮存。适当的睡眠既能维护机体的健康，也能使人恢复精神和体力。睡眠中，机体的功能会发生相应的变化，原先接受并处理刺激的神经细胞反应性降低，对外界的一些刺激不再做出反应。

为什么要睡觉?

　　睡眠可以解除疲劳，恢复身体机能。处在睡眠状态的人，处于一种无意识状态，不能控制自己产生主动行为；同时，身体的一些机能、生理生化指标也会发生变化，如新陈代谢速率减慢，对外界刺激反应性降低，肌肉松弛，血压下降，体温下降，心率变慢，消化道功能减弱。虽然此时人是无意识的，但大脑并没有停止工作，只是换了一种方式，为第二天的学习、工作和生活养精蓄锐。睡眠中的脑电监测显示，人在睡眠时脑细胞发放的脑电信号并不比清醒时少。

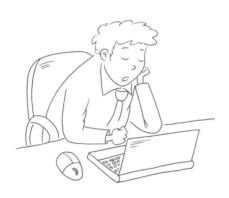

经过一夜休息，第二天早晨起床后神清气爽，精力充沛，就说明睡得很好，能够以较好的精神状态投入新一天的工作和学习之中。

睡眠的分期

人体需要充足良好的睡眠。所谓充足，重在质量，而不在时间。在睡眠过程中，脑电图会发生各种各样的变化，这些变化随着睡眠深度的变化有所不同。严格地说，睡眠一般分为非快速眼动睡眠（NREM）和快速眼动睡眠（REM）。前者又分为Ⅰ期、Ⅱ期和Ⅲ期，其中最重要的是Ⅲ期，又称"慢波睡眠"。睡眠良好的人一般都有充足的慢波睡眠。睡眠呼吸暂停综合征患者由于夜间睡眠结构严重紊乱，Ⅲ期很短，甚至几乎没有Ⅲ期。在正常睡眠时，快速眼动睡眠和非快速眼动睡眠交替出现，每个周期90~110分钟，一般一晚上睡够4~5个周期就能缓解疲劳。所以有些人每天只睡几小时就精力充沛，身体健康。而睡眠呼吸暂停综合征患者即使一天睡十几小时可能仍不解乏，白天嗜睡。

怎样提高睡眠质量?

1. 规律作息

作息不规律会使人体生物钟紊乱,破坏睡眠节律,从而导致失眠、睡眠不足。长期熬夜还会导致机体免疫力下降、视力受损、精神萎靡、记忆力下降等。

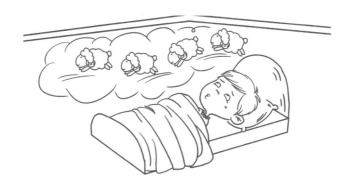

2. 注意睡前饮食

(1)睡前喝一小杯水。人在睡觉的时候,会因为出汗而流失水分,平均达200～300毫升。睡前喝一小杯水,能够帮助身体维持体内水分平衡。对于血液黏稠度高,甚至有心血管疾病的患者来说,睡前喝一小杯水可以降低血液的黏稠度,降低夜间心脏病发作的危险。

(2)晚餐不宜过量,避免暴饮暴食或进食辛辣油腻的食物,否则,会加重胃肠负担,不但影响入睡,还对健康有害。也不要吃过多甜食,这会使血液含糖量过高,导致失眠。

（3）远离浓茶、咖啡、可乐、尼古丁和镇静催眠药。浓茶、咖啡、可乐等是许多人的最爱，但其中所含的咖啡因是中枢神经兴奋剂，易导致呼吸和心跳加快，使人感到兴奋。建议睡前饮用牛奶，牛奶中含有丰富的钙质，能起到镇静安神的作用。

（4）蜂蜜水宜晚上喝。很多人都有早晨起床后空腹喝一杯蜂蜜水的习惯。虽然喝蜂蜜水对健康有益，但喝的时间必须注意。早晨空腹喝蜂蜜水，会使体内酸性增强，时间长了还会使胃酸过多，引起胃溃疡或十二指肠溃疡。肠胃不好的人更要注意方法，最好在专家指导下饮用，以免引起腹泻和肠胃炎。加了蜂蜜的热牛奶更能缓和情绪、减轻压力，有镇静安眠的作用，但温度不宜过高，以免影响蜂蜜和牛奶中的营养成分。

（5）睡眠不好的人晚餐可以多吃一些生菜，沙拉、清炒都是不错的选择。

3. 睡前不要剧烈运动

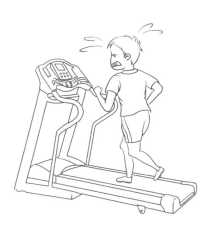

最好的锻炼时间是下午，此时锻炼能明显提高夜间睡眠质量。白天可到大自然中呼吸新鲜空气，空气中的负氧离子对自主神经高级中枢具有调节作用，可改善大脑皮质功能，促进夜间睡眠。睡前若做剧烈运动，会使肌肉和大脑处于兴奋状态，不易入睡。

4. 保持平稳的情绪

睡前应避免过度用脑、情绪激动、与人争吵、频繁说话、看惊悚片或恐怖片等。如果大脑一直处于兴奋状态，人会很难入睡。有些家长会吓唬孩子"再不睡觉，大灰狼就来吃你了"，这会导致孩子情绪紧张，影响睡眠。

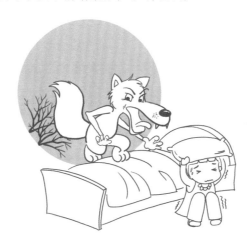

5. 午睡时间不宜太长

午睡时间一般不应超过20分钟，否则可能会"剥夺"夜晚的睡眠时间。

6. 睡前泡个热水澡

泡个热水澡是很多人疲惫时的一个选择，睡前泡个热水澡不仅能使肌肉放松、消除疲乏、缓解压力，还能促进全身的血液循环，帮助入睡。

下列人群不适用这种方式：①患有严重心血管疾病、气胸、肺气肿等，具有呼吸困难症状的人群；②老年人；③孕妇；④酒后人群。

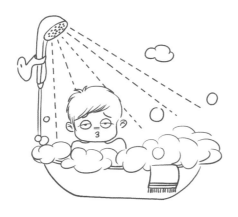

热水泡脚也能帮助睡眠。失眠主要是由全身各系统代谢功能紊乱导致的。用热水泡脚时，下肢的血管扩张，全身血液偏向下肢循环，造成大脑血流量减少，产生睡意。

以下人群应谨慎使用热水泡脚：①严重脚气患者。足部有炎症、皮肤病、外伤或皮肤烫伤者也不宜泡脚。②严重心脏病、低血压者。因为热水泡脚会使人体血管扩张，全身血液由重要器官流向体表，导致心脏、大脑等重要器官缺血、缺氧。③糖尿病患者需特别注意水温。④老年人需要特别注意泡脚时间。泡脚时间过长易引发出汗、心慌等症状。

7. 营造好的睡眠环境

（1）安静。安静的环境对提高睡眠质量是非常有益的。

（2）室温适度，空气流通。温度保持在15～24℃有助于睡眠。夏天不要一直开空调。睡觉时不要蒙头。室内若有吸烟残留的气体，也会影响睡眠。在气温多变的时节，尤其是在户外休息时，颈部肌肉受凉会引起痉挛或风湿性改变，造成颈椎内外平衡失调，加速颈椎退行性改变，所以更要注意保暖，防止受凉。

（3）舒适的床上用品。床上用品的颜色不要过于鲜亮，宜用单色或暗色系，质地柔软更有助于睡眠。枕头的软硬程度要适中，过软或过硬都不好，太软容易使脖子后仰，颈椎生理弯曲消失，造成头颈部肌肉疲劳；太硬则容易使呼吸道变得扭曲，加重呼吸道狭窄。二者都会使打鼾更加严重。此外，还要注意选择合适的高度，使其既能够贴合颈部的生理曲线，又能够承托颈部，保持颈椎的弧度，总的来说，以平躺时人的脊柱保持正常的生理曲度为宜。

（4）温馨、昏暗的灯光。卧室宜用淡雅的灯光，可以采用暖色系，给人一种放松的感觉。过亮容易使人心神不安，难以入睡，即使睡着也易惊醒。淡雅的灯光不仅能给人以温暖愉悦的心理感受，还有助于维持生理健康。研究显示，强光会对人的大脑产生强烈的刺激，使其处于兴奋状态，同时还会刺激视网膜，诱发神经冲动，使人难以入睡。不同颜色的光对睡眠有不同的影响，红光可干扰睡眠，而蓝光有助于睡眠。临床研究表明，蓝光光疗可以改善夜间睡眠质量、减少觉醒次数和觉醒时间。

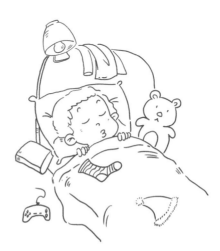

（5）避免在身边放置过多的电子产品，以免干扰大脑休息。不少人在入睡前会习惯性地玩一会儿手机等，这会让人兴奋，从而可能导致失眠。同时，手机产生的光亮还会刺激眼睛，影响褪黑素的分泌，造成皮肤暗沉、免疫力下降等。

（6）若睡眠环境不好，可使用耳塞、眼罩等物品。

（7）不要赖床，睡醒就起。赖床可能破坏人体生物钟，影响胃肠功能，导致肥胖，影响青少年生长发育。生物钟是专门负责调节机体生理功能的"时钟"，决定了我们白天清醒、夜间睡觉。当它被破坏后，人的生物节律就会与外界发生冲突，原有的作息规律就会紊乱，从而导致一系列睡眠问题。

其他助眠法

没有良好的睡眠，干什么都不得力。但很多人也害怕镇静催眠药的不良反应，一些打鼾者害怕憋气而不敢睡觉。下面介绍几种特殊的助眠法：

1. 梳头助眠

每天起床后和入睡前，可以用木质或者牛角质梳子轻轻按摩头部。具体方法是用梳子轻轻地反复梳头，从前额到后脑，从中间到两边。这样可以刺激大脑皮质的神经末梢，改善血液循环，让全身放松，帮助缓解紧张状态，若长期坚持，可以收到很好的疗效。

2. 音乐助眠

清扬舒缓、曲调优美的音乐具有调节紧张情绪、镇静催眠的作用。而已经证明具有催眠功能的音乐有《摇篮曲》《宝贝》《月夜》《高山流水》等。入睡前躺在床上聆听这些乐曲，有助于平复心绪，消除杂念，配合舒适的睡眠环境，很快

就能产生困意，安然入睡。

3. 心理暗示助眠

这是一种类似于"催眠术"的助眠法。具体方法是：失眠者躺在一张舒适、温暖的床上，放松心情，想象自己身处阳光明媚的海滩上，微风徐徐，波浪起伏；或是在小树林中，潺潺流水，鸟语花香……此时身心极为放松，各种繁杂事务都被抛诸脑后，人慢慢进入睡眠状态。这种方法操作简单，效果显著。

4. 回归自然助眠

回归自然助眠并不是真的要回到大自然中，而是指在入睡前如果听一些美妙的自然声音，如清脆的鸟叫声、淅淅沥沥的落雨声，更容易产生睡意。

5. 精油助眠

精油是一种从芳香植物的花、叶、根、皮、茎、枝、果实等部分，用蒸馏、压榨、萃取、吸附等方法制得的具有特殊香气的挥发性油状物，是香水、调味料、化妆品等产品的重要原材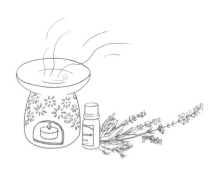料，也是芳香疗法的主要原料。一些精油具有减轻焦虑、放松神经、舒缓压力的作用，可帮助人们快速进入睡眠状态。睡眠中吸入一些香气对身体健康也很有益。

（1）精油种类：

①薰衣草精油：可放松神经、舒缓情绪、促进睡眠，是最常用的一种精油；

②玫瑰精油：可缓解抑郁情绪，放松身心；

③天竺葵精油：可用来沐浴，缓解疲劳；

④丝柏精油：有很强的木香味，能缓解精神紧张；

⑤松脂精油：能促进血液循环，缓解感冒带来的不适；

⑥乳香精油：有助于冥想，有镇静效果，可增强安全感；

⑦山茶油：能抗菌抗病毒，增强免疫力；

⑧其他：洋甘菊、橙花、檀香木、茉莉、依兰、快乐鼠尾草、葡萄柚、杜松、佛手柑等精油都有舒缓助眠的效果。

除了以上介绍的精油，还可以不断尝试，搭配出最适合自己的精油。此外，一定要保证精油来源，劣质、假冒的精油会危害人体健康。

（2）精油助眠的具体方法：

①吸嗅法：气味会通过嗅觉影响人的情绪。精油的香味有助于缓解精神紧张、压力大或焦虑等心理性因素导致的失眠，一般可以减轻相关症状，帮助提升睡眠质量。如入睡前在枕头、手帕、纸巾上或熏香灯内滴一两滴薰衣草精油，有助于放松大脑神经，迅速进入梦乡。

②沐浴法：一般在浴缸中放入37～40℃的温水，滴入精油数滴，轻轻搅动均匀，不要让精油浮于水面，以免表面浓度过高。进入浴缸浸泡10～15分钟，享受热水浸泡的过程，借助热水流动放松心情、缓解疲劳。热水浸泡会加速毛细血管血液循环，促进皮肤对精油的吸收，不但有助于舒缓全身肌肉，调理肤质，还有助于平衡心绪，具有催眠作用。肌肤敏感者要控制

精油用量，以免过度刺激皮肤。

③涂抹法：睡前滴精油两三滴于胸前，然后轻轻涂抹按摩直至被肌肤吸收。也可将特定精油以一定的比例与适量基础油混合，用于全身按摩，帮助入睡。

（3）注意事项：孕妇、婴幼儿以及哮喘、癫痫患者须在医生指导下使用。

一天睡多久最好？

良好的睡眠可以养心、养肺、养肝等。不同性别、不同年龄、不同体质者需要不同的睡眠时间。

1. 一般成人

一般成人每天睡7～9小时，就可以消除疲劳，恢复体力和精力。

2. 老年人

一般来说，年龄越大，需要的睡眠时间越少。不同个体因性别、体质不同，睡眠时间有所差异。部分老年人白天活动较少，一般晚上睡5~7小时就醒了。也有的老年人需要更长的睡眠时间。一些老年人晚上失眠是由心理因素造成的，建议进行一些心理调整或心理治疗，增加社交活动，多与人交流，适度增加体育锻炼，改善睡眠习惯，一般不需要药物治疗。如果睡眠不足，次日可采取午睡的方式补充。过多的睡眠对老年人的身体健康也有害，易使人感到全身酸痛、四肢无力，甚至引起免疫力下降，诱发其他疾病。老年人应该根据自身的具体情况合理安排日常活动，以保证睡眠质量。优质睡眠有助于减少老年人脑细胞的耗损，延缓器官衰老。

3. 孩子

一般来说，年龄越小，需要的睡眠时间越长。新生儿一般每天要睡10多小时，小学生一般每晚要睡8～12小时。要使孩子拥有健康的身体和充足的精力就要让他们拥有充足的睡眠时间，但时间过长也会适得其反，只有养成规律的睡眠习惯，才能拥有好的睡眠质量。

常见的睡眠姿势有哪些？

常见的睡眠姿势主要有仰卧、俯卧和侧卧三种。

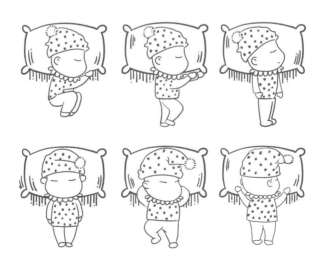

1. 仰卧

仰卧：面部朝上，全身放平，双手放于身体两侧，双腿伸直或自由摆放。仰卧不但能放松全身肌肉，有利于组织器官的运动，而且能避免压迫臂部神经而致肢体麻木，使肺得到最大范围的扩张，有利于睡眠时的氧气供给。这种姿势有利于睡眠，但也有一定的缺点：一是仰卧时舌根往往后坠，容易阻碍呼吸，从而引起打鼾；二是容易引起腹部受凉、小腿抽筋等；三是若仰卧时双手压在胸前，易引发噩梦；四是仰卧易导致胃食道反流障碍（反酸）患者反酸加重。

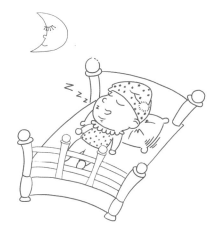

2. 俯卧

俯卧：面部朝下，即趴着睡，双手放于身体两侧。俯卧时，全身大部分重量集中于肋骨和腹部，使胸部和横膈受压，从而影响呼吸，加重心脏负荷。俯卧还会增加腰椎弧度，导致脊椎后方的小关节受压且易造成颈肌受损。婴幼儿俯卧容易窒息，不宜采用。

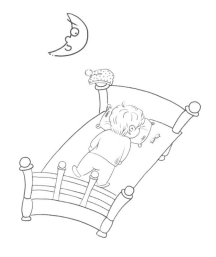

3. 侧卧

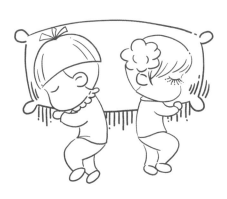

侧卧：包括左侧卧位和右侧卧位，一般上身微曲，双膝并拢弯曲或单腿弯曲，手可随意摆放。

一般而言，侧卧更有利于人体健康，其优点包括：（1）有助于缓解颈部和腰背部疼痛。（2）对孕妇而言，更有利于胎儿的发育。（3）对于打鼾者，可以减轻打鼾、憋气等症状，降低缺氧导致的脑卒中、高血压、心脏病的发病风险。

4. 其他睡眠姿势

（1）站着睡：如等车、乘车时站着睡。

（2）坐着睡：如开会、吃饭、上厕所时坐着睡。

（3）跪着睡：一般有严重阻塞性睡眠呼吸暂停低通气综合征（OSAHS）伴心脏病、体重过重的患者会选择这样睡。

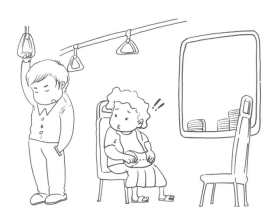

最佳睡眠姿势是什么？为什么？

不同人群的最佳睡眠姿势有所不同，对一般人来说，右侧卧位是最好的睡眠姿势。这种姿势不影响大脑对胃肠的间歇性作用，还可减轻心脏负担。

孕妇宜采用左侧卧位。这样能使妊娠造成的右旋子宫转向直位，减少胎位或分娩异常，同时还可避免子宫对下腔静脉产生过大压力，减轻水肿，改善血液循环，利于胎儿发育，预防早产。但左侧卧位会压迫心脏和胃肠道。

心脏病患者，最好多取右侧卧位，避免心脏受压，旧病复发。

四肢疼痛者，睡觉时应避免压迫疼痛处。

反酸患者宜采取左侧卧位，避免胃食道反流。

打鼾严重者，建议侧卧。侧卧时气道会自然打开，能够减少打鼾造成窒息的可能。

在睡眠过程中，人很少保持一个睡眠姿势，一般会转换多次。过硬的床会使人不适，翻身次数增加，难以安睡，睡后周身酸痛；如果床垫过软、塌陷，则脊椎得不到正确、有效的承托，仰卧时会增加椎间盘的压力，侧卧时又会加剧腰部的扭曲程度。一张能充分承托身体、软硬程度适中的床垫则可以降低转换睡眠姿势的次数，帮助改善睡眠质量，让肌肉充分放松，使脊椎在日间有效地运作。随着科技的发展，一些有效助眠床垫相继出现，可在一定程度上帮助人们提高睡眠质量。

睡眠的八大误区

1. 睡眠不足就是失眠

错！睡眠不足是指没睡够，因工作、生活等原因睡眠时间过短，出现白天困乏无力、缺觉等症状。而失眠是指睡不着，通常表现为不易入睡、易惊醒或醒来后难以再次入睡，严重者还可能整夜无眠。因此，睡眠不足和失眠不是一个概念。

2. 打鼾不去医院治，先在家里减肥

错！这种以减肥治打鼾的办法是徒劳的。因为夜间反复憋醒、呼吸暂停，可引起低氧血症和睡眠结构紊乱，造成内分泌紊乱、脂肪代谢障碍，使人体重增加、越来越胖，呼吸道进一步塌陷、狭窄，加重打鼾。

3. 睡多睡少不要紧，睡一会儿就行

错！哺乳动物需要足够的睡眠来调节抗压能力，提高自身的专注力和灵敏度。同时，睡眠也有助于自我修复和新陈代谢。睡眠时间因人而异，但一般成人每天需要7~9小时的睡眠。若是由于工作繁忙、身体不适或不良的生活习惯以及其他因素影响，长期睡多或睡少，可能引发睡眠不足、失眠等睡眠问题，严重影响人体健康。

4. 失眠没什么大不了的，不会影响工作和生活

错！偶尔的失眠无伤大雅，但长时间的失眠会导致情绪异常、注意力不集中、工作质量下降等，严重时还会危害人身安全，需及时到医院就诊。

5. 睡不着，吃点安眠药，喝点小酒，就没事了

错！首先，安眠药的使用必须严格按照医嘱，不能长期服用，以免成瘾。洗澡、开车、高空作业等情况下不能服用。其次，吃安眠药时不能喝酒。酒精和安眠药都能使肌肉松弛，加重打鼾，延长呼吸暂停的时间，同时服用会增加睡眠中猝死的风险。

6. 睡不着起来运动一下，累了就能睡着

错！运动是值得提倡的，但睡前进行剧烈运动会使体温升高，中枢神经兴奋性增强，大脑高度活跃，身体疲惫，从而更加

难以入睡。

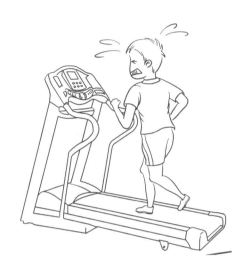

7. 睡不着，看会儿电脑、玩会儿手机就好了

错！睡觉前无论是用电脑、手机工作还是玩游戏等，都会使精神处于亢奋状态，进而推迟入睡时间。此外，手机和电脑的辐射对人体也有不良影响。

8. "打呼噜"就是睡得香

错！"打呼噜"并不意味着睡得香。夜间反复打鼾憋醒的患者很难进入深睡眠，同时，反复憋气还会造成大脑缺氧，使人睡醒后仍然困倦，白天嗜睡。

午睡的好处

适当方式和时长的午睡有助于缓解疲劳，恢复精力，提高

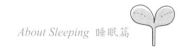

午后的工作效率和思维灵敏度，同时有助于保持愉悦的心情。

有研究者根据时间的长短，将午睡分为五个级别，并提出了一些睡眠方面的建议。

纳秒级：10～20秒。时间非常短，就像打了个盹，有时甚至可能让人难以察觉。这个级别的午睡对人体是否有好处，尚无确切定论。

微秒级：2～5分钟。别小看这短短的几分钟，它对缓解疲劳、提高精力非常重要。

毫秒级：5～20分钟。它会让人产生明显的睡眠感，对提高下午工作效率有显著的效果；同时有助于缓解困倦，提高认知能力、反应速度和警觉性。

普通级：20～30分钟。它具有毫秒级午睡的所有优点，还有助于提高记忆力。

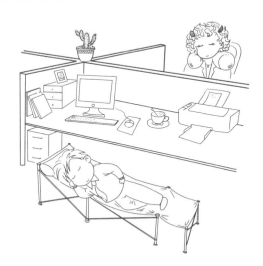

懒人级：40～90分钟。睡眠时间适当延长对人体是有一定好处的，但是要警惕午睡时间过长，以免引起头晕、头胀、头

痛，反而影响下午的工作效率，严重者还可能影响夜晚的睡眠，得不偿失。

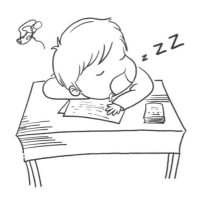

在午睡的姿势方面，很多人为了节约时间和方便，会采用趴在桌上睡的方式。纳秒级、微秒级和毫秒级的睡眠在20分钟以内，一般可以趴在桌上完成。但是，若要更长时间的午睡，趴在桌上可能会由于长时间压迫血管和神经，导致血液循环不畅，建议更换睡眠姿势。如果时间充足、方便，最好还是选择一个可以躺下来睡觉的地方，采取侧卧的方式。当然，午睡时还要注意保暖，避免受凉。

需注意的是，饭后不要立即午睡。一般午餐是三餐中摄取营养物质最多的一餐，午餐后立即睡觉，会使含脂肪、蛋白质等营养成分消化吸收困难，并导致腹部脂肪堆积。

如果没有睡意，也无需强迫，听听音乐或闭目养神也能达到休息的效果。

男女睡眠的不同

人都需要睡眠，那么男性和女性的睡眠有没有什么不同呢？研究表明，男性和女性在睡眠时间、睡眠疾病、睡眠质量方面均有所差异。

一般情况下，女性需要的睡眠时间长于男性，睡眠质量也高于男性。女性平均寿命较男性长可能与此有关。

女性的失眠发病率高于男性，而打鼾发病率则是男性较高。女性绝经后，卵巢分泌激素水平下降，容易打鼾。

睡眠问题有哪些？

睡眠方面的问题有很多，一般包括失眠、睡眠不足、嗜睡、多梦、睡行症（梦游症）、发作性睡病、遗尿症、磨牙症、时差变化综合征等，不同性别、年龄层均有发病的可能。

1. 失眠

失眠是指无法入睡或无法保持睡眠状态，表现为入睡困难，睡眠间断不连贯，过早醒来，醒后不易再次入睡。失眠按病程分为三类，即急性失眠、慢性失眠和其他失眠。

2. 睡眠不足

睡眠不足主要是指睡眠时间不够。成人的睡眠时间一般以7～9小时为宜。随着生活节奏的加快，睡眠不足已成为普遍现象。研究发现，睡眠不足容易引起头昏、走路不稳、工作效率下降等，甚至使高危作业人群职业风险增加，如司机、医生、护士、飞行员等。

3. 嗜睡

嗜睡是一种神经功能性疾病，它会引起不可抑制性睡眠的发生，主要表现为在非睡眠时间出现困乏、思睡等症状，时间久了还会引起思维能力下降、记忆力减退等。这些症状可能经常出现，且多不合时宜，如说话、吃饭或驾车时。

4. 多梦

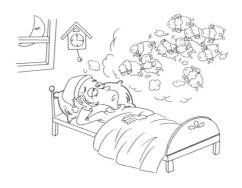

多梦是人睡眠过程中，梦扰纷纭并伴有头晕、疲倦等的一种状态。现代医学认为，神经衰弱，大量脑力劳动导致脑神经兴奋过度，睡眠姿势不正确，失眠等均可导致多梦。

睡眠不好，其他疾病跟着来

睡眠不好，大脑得不到有效休息，易导致思维缓慢、头昏脑胀、注意力不集中。此外，长期的低质量睡眠，易引起心理或精神疾病，影响大脑的创造性思维和处理事物能力。

睡眠不好还容易引起多种生理功能紊乱，免疫力下降，导致多种疾病的发生，甚至增加多种重大疾病的发病风险，如癌症、心脏病等。

睡眠不好，机体会过度疲劳，易面色偏黄，皮肤干燥、粗糙、无光泽，斑痕，青春痘等问题，影响皮肤的美观度。

要特别注意睡眠问题对青少年的影响。现代研究认为，睡眠在一定程度上影响着生长激素的分泌情况。人熟睡后，生长激素分泌增加。生长激素能促进骨质和蛋白质合成，增加脂肪分解，因此，充足的睡眠有助于青少年的骨骼生长和大脑发育等。

世界睡眠日

2001年，国际精神卫生和神经科学基金会主办的全球睡眠和健康计划发起了一项全球性的活动，将每年3月21日定为"世界睡眠日"。此项活动的重点在于引起人们对睡眠重要性和睡眠质量的关注。2003年，中国睡眠研究会将"世界睡眠日"正式引入中国。

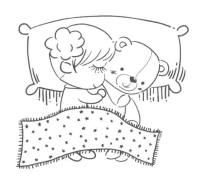

历届"世界睡眠日"中国主题：

2001年：睁开眼睛睡。

2002年：开启心灵之窗，共同关注睡眠。

2003年：睡出健康来。

2004年：睡眠，健康的选择。

2005年：睡眠与女性。

2006年：健康睡眠进社区。

2007年：健康睡眠与和谐社会。

2008年：健康生活，良好睡眠。

2009年：科学管理睡眠。

2010年：良好睡眠，健康人生。

2011年：关注中老年睡眠。

2012年：健康睡眠，幸福中国。

2013年：关注睡眠，关爱心脏。

2014年：健康睡眠，平安出行。

2015年：健康心理，良好睡眠。

2016年：美好睡眠，放飞梦想。

2017年：健康睡眠，远离慢病。

2018年：规律作息，健康睡眠。

2019年：健康睡眠，益智护脑。

2020年：良好睡眠，健康中国。

2021年：良好免疫，源于优质睡眠。

2022年：良好睡眠，健康同行。

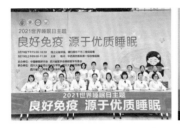

2021年"世界睡眠日"义诊

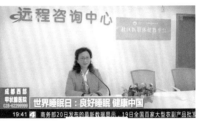

2020年"世界睡眠日"新闻采访

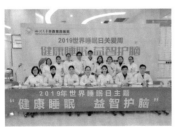

2019年"世界睡眠日"义诊

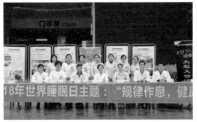

2018年"世界睡眠日"义诊

诊断篇
How to diagnose?

　　打鼾，俗称"打呼噜"，是一种尚未受到足够重视的常见睡眠现象。很多人都会打鼾，甚至认为打鼾是因为睡得香，其实不然。

　　打鼾最严重的受害者是打鼾者本人，其次是打鼾者的家属。恶性打鼾者的上呼吸道较正常人狭窄，严重时可能发生呼吸道完全性阻塞，引起睡觉时呼吸暂停，使夜间供氧不足，血氧饱和度下降，导致组织细胞缺氧，对机体及各个器官造成不良影响。打鼾者一晚上的憋气次数可以达几十甚至几百次，一次呼吸暂停的时间最长可达两分多钟。很多原因可以造成呼吸道狭窄，引起打鼾，如鼻甲肥

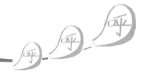

大、咽腔狭窄、悬雍垂（又称腭垂）肥厚过长、呼吸道塌陷等。

　　有鼻咽部过敏性和炎性症状的人群，由于炎症反应，双侧鼻甲可能出现肥大的情况，整个咽喉部充血、肿胀，还有青少年、儿童中多见的腭扁桃体和咽扁桃体（俗称腺样体）发炎、肿大，这些情况都会不同程度地引起上呼吸道狭窄，引发或加重打鼾。

　　阻塞性睡眠呼吸暂停低通气综合征为睡眠呼吸暂停综合征的一种类型。如果您和您的家人中有人在夜间打鼾，并且伴有夜间睡觉憋醒的情况，应引起重视，及时到医院就诊。儿童打鼾也不是因为孩子睡得香，而是睡眠障碍的一种信号。打鼾很可能导致孩子出现"腺样体面容"，即嘴唇太厚、下颌后缩、牙齿不齐、表情淡漠等，还常伴有遗尿、梦游、夜惊等现象。儿童正处在生长和发育的关键时期，长期打鼾会严重阻碍儿童脑部发育，使儿童出现注意力不能完全集中、多动、记忆力下降等问题，还会严重影响骨骼的发育。

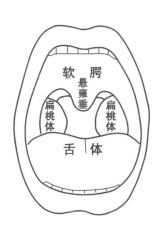

良性打鼾和恶性打鼾

要分辨良性打鼾和恶性打鼾需要到医院进行多导睡眠监测（PSG）检查。

良性打鼾是指人睡觉时发出均匀而规律的鼾声，声音高低一致，一般不伴有呼吸暂停和血氧饱和度下降，采取侧卧时鼾声会明显减轻。

恶性打鼾伴有呼吸暂停和血氧饱和度下降，鼾声高低起伏不均匀。

良性打鼾对机体健康影响不大，但可能使人白天出现哈欠连天、困倦不适等症状，也有可能演变为恶性打鼾。饮酒、吸烟和过度疲劳都会明显加重上述症状。因此，在发现打鼾时要给予足够的重视，积极治疗，抑制病情发展。

打鼾是怎么回事呢？

随着流行病学的发展和技术的进步，人们慢慢明白了打鼾和夜间睡眠憋气的关系，提出了睡眠呼吸暂停低通气综合征的概念。病理性打鼾是一种常见的睡眠现象，是病态表现。

打鼾大多是由于上呼吸道狭窄、阻塞引起睡眠时反复呼吸暂停，血氧饱和度下降，导致缺氧，伴有白天嗜睡、疲乏无力、记忆力减退等症状，长此以往会导致高血压、糖尿病、高脂血症、冠心病、心律失常、脑卒中等严重并发症，甚至可能引发猝死。

值得欣慰的是，随着科技的发展、时代的进步，人们的健康意识逐渐增强，打鼾已经引起了越来越多人的重视。人们开始认识到打鼾是身体健康的"敌人"，并积极寻求解决方案。

鼾声是怎么产生的？

人体的呼吸系统包括鼻、咽喉、气管、支气管和肺。人在呼吸时气流通过鼻腔、咽腔、支气管等到达肺。

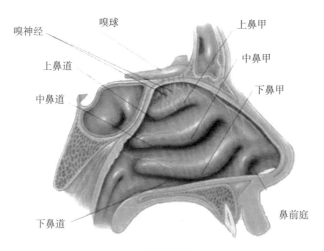

口鼻部结构

正常情况下，身体各部位处于适当位置，呼吸道通畅，气流平稳通过。如果存在不同程度的上呼吸道狭窄，气流就难以正常平稳地通过咽喉部，周围组织会发生振动，从而产生鼾声。引起上呼吸道狭窄的原因很多，包括上呼吸道先天发育异常、鼻中隔偏曲、双下鼻甲肥大、下颌后移、软腭低垂、悬雍垂肥厚下垂、舌根肥厚后坠、腭扁桃体和咽扁桃体肥大等。

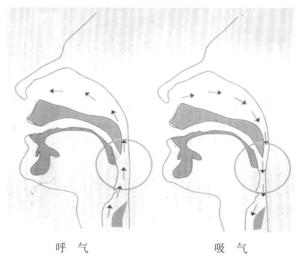

呼 气　　　　　　吸 气

正常呼吸横切图

　　鼾声的大小跟上呼吸道的狭窄情况有关，如果上呼吸道狭窄不严重，鼾声就比较小，反之声音就大。随着年龄的增加，咽喉部肌肉愈加松弛，肌张力进一步减低，打鼾会更加明显。如此，人在睡眠过程中容易觉醒，深睡眠时间明显减少，睡醒后依然感觉没有恢复精力，甚至在白天昏昏欲睡，容易引发安全事故，严重者还可能导致猝死。

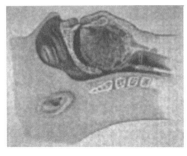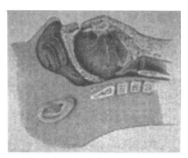

呼吸道通畅时　　　　　　　　　呼吸道阻塞时

呼吸道通畅和阻塞时的口鼻部结构

鼻炎、咽炎与打鼾

慢性鼻炎、鼻甲肥大可能导致鼻腔通气障碍，患者只能张口呼吸，引发咽部干燥和咽部异物感，长此以往会引发咽炎。其中，鼻腔通气障碍引起的缺氧可能导致儿童身材矮小、肥胖、大脑发育迟缓、智力低下、嗜睡、记忆力减退、思维迟钝、注意力涣散、学习成绩差；长期张口呼吸若得不到及时治疗，可引起鼻窦炎、支气管炎、咽炎、中耳炎、眼结膜炎、腭扁桃体和咽扁桃体肥大；白天经常鼻塞，也会导致心情不佳；大量鼻涕淤积于鼻道，可能导致中耳炎、听力下降、语言障碍等；鼻涕进入消化道，可能刺激胃黏膜引起食欲减退；严重者还会导致颌面发育异常，牙齿向外发育，鼻孔外翻，鼻梁塌陷等。

若出现上述症状，建议及时到医院耳鼻喉科就诊。

睡眠呼吸暂停综合征的类型

睡眠呼吸暂停综合征（sleep apnea syndrome，SAS）分为3

种类型：阻塞性、中枢性、混合性。

1. 阻塞性睡眠呼吸暂停综合征

阻塞性睡眠呼吸暂停综合征全称为阻塞性睡眠呼吸暂停低通气综合征（obstructive sleep apnea hypopnea syndrome，OSAHS），是指患者在睡眠过程中反复出现呼吸暂停和低通气，是打鼾中最为常见的类型，主要是上呼吸道不同程度的阻塞引起呼吸暂停，临床表现为口鼻气流停止但胸腹式呼吸仍存在，伴有血氧饱和度下降≥3%。

OSAHS是一种会造成机体慢性缺氧而累及多个器官系统的睡眠呼吸疾病，是糖尿病、脑卒中、高血压及其他心血管疾病等的危险因素。OSAHS与肥胖、双下鼻甲肥大、软腭和悬雍垂松弛肥厚、舌根肥厚、下颌后移等引起的上呼吸道狭窄有关，还与遗传因素和家族聚集性有关。家族聚集性主要体现在生活方式的影响上。一些内分泌系统疾病会导致上呼吸道肌张力下降、软组织塌陷，也会造成OSAHS。

"阻塞性"是指口鼻气流停止，而胸腹式呼吸仍然存在，时间超过10秒。

2. 中枢性睡眠呼吸暂停综合征

中枢性睡眠呼吸暂停综合征（central sleep apnea syndrome，CSAS）是指由于中枢神经系统中呼吸中枢功能障碍，或是支配呼吸肌运动的神经或呼吸肌病变而无法完成正常的呼吸运动，胸腹式呼吸和口鼻气流同时停止，伴有血氧饱和度下降≥3%。

CSAS往往与OSAHS同时存在。其发病机制可能为：①睡眠时呼吸中枢对各种刺激的反应性减低；②中枢神经系统对低氧血症特别是二氧化碳浓度改变引起的呼吸反馈调节不稳定；③呼气与吸气转换机制异常等。

"中枢性"是指口鼻气流与胸腹式呼吸同时停止，时间超过10秒。

3. 混合性睡眠呼吸暂停综合征

混合性睡眠呼吸暂停综合征（mixed sleep apnea syndrome，MSAS）兼有上述两种呼吸暂停方式。一般从中枢性睡眠呼吸暂停开始，伴随阻塞性睡眠呼吸暂停，同时可能伴随低通气。

"混合性"是指一次呼吸暂停过程中，开始时出现中枢性睡眠呼吸暂停，继而或同时出现阻塞性睡眠呼吸暂停。

四类高危人群应提高警惕

1. 肥胖者

肥胖者特别是中年男性，很多工作繁忙，锻炼时间少，饮酒概率高，各种危险因素叠加在一起，更容易导致打鼾。如今，肥胖的打鼾人群有年轻化的趋势。

肥胖者的颈部堆积了过多的脂肪，加上很多缺乏锻炼，肌张力较弱，咽喉部松弛程度更加明显。如果咽部组织过于肥大或肌肉过于松弛，上呼吸道会部分受阻变得狭窄，当气流通过这个狭窄部位时，咽部结构振动而产生鼾声。堵塞越严重，缺氧也就越严重。

这些患者一般白天呼吸正常，不会出现憋气的情况，但是到了夜晚睡觉时，呼吸道肌张力下降，尤其是仰卧时舌根后坠

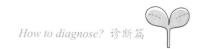

加重呼吸道的狭窄，口鼻气流无法正常通过，从而引发打鼾。

2. 上呼吸道狭窄者

上呼吸道先天发育异常、下颌后移、双下鼻甲肥大、鼻中隔偏曲、软腭低垂、悬雍垂肥厚下垂、舌根肥厚、咽扁桃体肥大等都会引起上呼吸道狭窄，从而引发打鼾。

3. 上呼吸道感染者

常见于儿童和青少年，一般是由于上呼吸道感染造成腭扁桃体和咽扁桃体肥大，堵塞呼吸道，从而引发打鼾。

4. 内分泌代谢紊乱者

内分泌代谢紊乱者主要包括患有内分泌疾病的患者和更年期妇女。该类人群由于内分泌系统问题，咽喉部软组织松弛、呼吸道狭窄，从而容易打鼾。

OSAHS的症状

（1）晨起头痛、口干。

（2）睡不解乏，白天易疲劳、嗜睡。

（3）记忆力和注意力下降。

（4）易怒，烦躁，抑郁，性情多变。

（5）慢性咽炎，咽部异物感明显。

（6）夜间反复憋醒，夜尿增多。

（7）性功能低下。

（8）睡眠中鼾声大且不均匀，时有时无；手脚挣扎，身体翻来覆去。

OSAHS的病因

对于打鼾，男性的发病率显著高于女性。在发病年龄方面，一般男性较女性小，女性通常出现在身体"发福"时和更年期。近年来女性打鼾也日益受到关注。

下面从医学和心理学角度分析OSAHS的病因。

1. 医学角度

（1）鼻部异常：鼻子是上呼吸道的重要器官，鼻部异常主要包括鼻中隔偏曲、双下鼻甲肥大、鼻息肉等，易引起鼻部局部狭窄，导致呼吸不顺畅，引发打鼾。

（2）舌根肥厚，软腭和悬雍垂松弛、低垂，咽腔松弛，下颌后移等，都可能造成上呼吸道阻塞。青少年中以腭扁桃体和咽扁桃体肥大造成上呼吸道阻塞最多。

（3）肥胖：是打鼾的重要病因。肥胖者由于颈部堆积了过多脂肪，上呼吸道较正常人狭窄。而夜间睡眠时肌肉松弛，本就狭窄的上呼吸道易塌陷、堵塞，从而加重打鼾。严重时可引发呼吸暂停、缺氧，进一步导致全身糖和脂肪代谢紊乱，加重肥胖。如不纠正，则减肥徒劳无功。

（4）内分泌因素：绝经期前的女性OSAHS发病率明显低于男性及绝经期后的女性。与OSAHS相关的内分泌疾病包括糖尿病、甲状腺功能减退、肢端肥大症等。

（5）打鼾也可能是由机体的其他疾病造成的。有研究指出，糖尿病及高血压等心血管疾病患者打鼾的概率较高。严重打鼾的并发症中也包括上述疾病，它们之间可能是恶性循环的关系。

2. 心理学角度

研究发现，很多人打鼾的频率还与周围的环境有关。人进入睡眠状态后，机体内部各个系统的工作并没有停止，机体仍然可以对外界的刺激做出相应的反应。心理学上有一种观点为打鼾是机体进入睡眠状态后对外界声音干扰所做出的反应，通常在较为嘈杂的环境中，鼾声也会相对提高；而在较为安静的环境中，鼾声相对下降，甚至会停止。

治疗打鼾的一个重要条件就是保持睡眠环境安静。睡觉时，最好不要开着电视，睡前不要听激昂的音乐，可以听一些舒缓的音乐。对于OSAHS的治疗，保持外部环境安静是一个重要的辅助因素。同住一屋的人要注意，在打鼾者入睡后，应尽量避免产生不必要的声音，主动降低噪声的影响，以免加重其打鼾和呼吸暂停情况，影响其睡眠和身体健康。

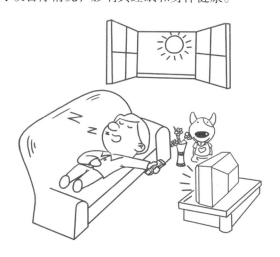

哪些因素悄悄加重了打鼾？

（1）体重增加。体质指数（BMI）是指体重（kg）与身高（m）的平方的比值。我国将体质指数≥28视为肥胖。肥胖常因导致呼吸道狭窄、受阻引起呼吸不畅而加重打鼾。

（2）饮酒过量，服用镇静催眠类或肌肉松弛类药物。饮酒过量后毛细血管扩张导致部分鼻部或者咽喉部组织变大，阻塞呼吸道，加重打鼾。镇静催眠类或肌肉松弛类药物可使上呼吸道肌张力下降，上呼吸道更易塌陷，从而加重打鼾。

（3）过度劳累。过度劳累会导致肌张力降低、咽部肌肉松弛、呼吸道狭窄，从而加重打鼾。

（4）年龄增加。成年后，年龄越大，发病率越高；女性绝经后发病率明显上升。

（5）引起上呼吸道狭窄的疾病。鼻甲肥大和鼻中隔偏曲可引起鼻部呼吸不畅、上呼吸道狭窄等，导致呼吸道不畅通，加重鼾声。

另外，打鼾是糖尿病、高脂血症、高血压及其他心脑血管疾病的一个危险信号，而患有这些疾病的人群常常也会出现打鼾的情况。二者可能互为危险因素，易形成恶性循环，需要特别重视。

OSAHS的诊断

OSAHS者熟睡时，上呼吸道易塌陷，造成阻塞，使机体缺氧。这时，人的代偿功能发挥作用，大脑将短暂唤醒熟睡者，促使其收紧咽部肌肉，打开呼吸道，恢复正常呼吸。

根据《成人阻塞性睡眠呼吸暂停基层诊疗指南（2018年）》，呼吸暂停是指睡眠过程中口鼻气流消失或明显减弱超过10秒；低通气是指睡眠过程中口鼻气流较基线水平降低≥30%，同时伴血氧饱和度下降≥3%或伴有微觉醒，持续时间≥10秒。呼吸暂停低通气指数（apnea hypopnea index，AHI）是指睡眠中平均每小时呼吸暂停和低通气的次数之和。

若7小时睡眠过程中呼吸暂停及低通气反复发作30次以上，或AHI≥5次/小时，则可诊断为OSAHS。

可根据AHI和夜间最低血氧饱和度进行成人OSAHS病情分度：

成人OSAHS病情分度

程度	AHI（次/小时）	最低血氧饱和度（%）
轻度	5～15	85～90
中度	15～30	80～85
重度	＞30	＜80

儿童则通常采用以下诊断标准：

儿童OSAHS病情分度

程度	OAHI（次/小时）	最低血氧饱和度（%）
轻度	1～5	88～92
中度	5～10	75～87
重度	＞10	＜75

注：OAHI，即阻塞性呼吸暂停低通气指数（obstructive apnea hypopnea index），是指每夜睡眠中平均每小时发生阻塞性呼吸暂停、混合性呼吸暂停与阻塞性低通气的次数之和。

值得注意的是，部分OSAHS患儿虽有明显的打鼾和憋气表现，OAHI值也高于标准值，但最低血氧饱和度却处于正常范围，这可能是儿童呼吸系统和血液系统对外界代偿能力较强所致。这些患儿如果有明显的腭扁桃体和（或）咽扁桃体肥大，仍然应引起重视。

OSAHS临床阶段的划分

从良性打鼾发展到恶性打鼾的过程是一个疾病的发展过程，打鼾者应高度重视。

根据OSAHS的病程发展特点，可将疾病发展及病情分为四个临床阶段。

前期（0期）：特点是持续性、均匀规律的鼾声，仰卧位鼾声明显，其他体位明显减轻，不伴有夜间憋气。

初期（Ⅰ期）：除了鼾声，在深睡眠时出现短时间低频率的呼吸暂停，仰卧位明显，其他体位有所减轻。

加重期（Ⅱ期）：鼾声出现高低起伏的变化，不时中断，整晚频繁出现呼吸暂停和憋醒，变化睡眠姿势时无明显改善。

并发症期（Ⅲ期）：除了夜晚频繁地出现呼吸暂停和加重期鼾声的表现，还出现白天嗜睡、疲乏，记忆力减退，夜尿增多，以及多个系统、器官的并发症。

打鼾者的自我诊断

1. 观察自己和家人是否处于危险中

打鼾是非常直观的表现，而除了打鼾，还应该观察自己和家人是否有白天嗜睡、疲乏以及夜间憋气三种症状。比如，会不会白天只要躺在沙发上就容易睡着？坐车、开会，甚至站着也能很快入睡，鼾声如雷？无论晚上休息多久，白天都会感到疲乏不舒服，甚至疲惫不堪想睡觉？还可以等家人晚上睡着打鼾后，观察一下是否有打鼾突然停止的现象。停止时可用手探一下口鼻，看是否有气体流动。若出现了相关症状，应及时到医院就诊。

2. 观察发展中的睡眠危险症状

打鼾虽然分为良性打鼾和恶性打鼾，但是两者之间并没有严格的界限，而且恶性打鼾都是从良性打鼾发展而来的，所以无论是什么程度的打鼾，都应仔细观察。

（1）最开始可能是劳累或者饮酒后偶尔出现打鼾的情况，鼾声均匀规律，改变睡眠姿势时明显减轻。

（2）慢慢发展到几乎每天晚上都会打鼾，鼾声还算均匀，但是改变睡眠姿势作用不大。

（3）继续发展下去鼾声可能变得高低起伏，并且出现鼾声暂停和憋气情况，此时用手探口鼻气流可能会发现呼吸暂停情况，变换睡眠姿势仍然如此。

（4）再继续发展下去，可能整个睡眠过程中都有憋气情况发生，并且出现白天嗜睡、记忆力减退、夜尿增加等症状。

（5）如果还是不管不顾，任其继续发展，就可能出现糖尿病、高脂血症以及高血压、脑卒中等心脑血管疾病等严重并发症，甚至出现睡眠中猝死。

当打鼾伴随呼吸暂停时，这个疾病就已经发展到了一个较严重的阶段，再发展下去就会产生各种各样严重的并发症。而这个发展过程的长短因人而异，有人很短，也有人是数十年。研究表明，良性打鼾出现得越早，发展成OSAHS的可能性越大，病情也越严重。

3. 许多因素都可导致良性打鼾向OSAHS发展

（1）肥胖和上呼吸道狭窄。

（2）遗传因素：包括先天性上呼吸道狭窄、下颌后移等，这些因素使得一旦出现打鼾，就很容易发展为OSAHS。也有人由于先天性原因，中枢神经系统对呼吸系统调控能力较低，易使良性打鼾向OSAHS发展。

（3）一些疾病造成中枢神经系统功能紊乱，使其失去对呼吸系统正常的调控作用；而长期打鼾引起的睡眠质量降低也会让中枢神经系统中控制呼吸的部分对多种刺激的反应灵敏度进一步降低，易导致良性打鼾向OSAHS发展。

（4）年龄的增加。

（5）长时间打鼾也会对颌面部的发育产生影响，特别是对儿童和青少年，极易导致"腺样体面容"和类似佝偻病的鸡胸样表现。而这些异常的表现又会进一步加重打鼾，形成恶性循环。

（6）其他：如饮酒、吸烟、上呼吸道感染、鼻咽部过敏等

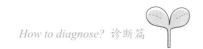

都可以导致良性打鼾向OSAHS发展。

4. 对于孩子，要特别注意的问题

当孩子出现以下问题时，要特别注意：①夜间睡眠过程中打鼾，呼吸困难，张口呼吸，口唇发绀，甚至出现三凹征（吸气时胸骨上窝、锁骨上窝以及肋间隙出现凹陷征象）；②夜间睡眠过程中盗汗、尿床、惊恐、觉醒或者多动；③早晨起床口腔干燥，头昏头痛，白天注意力不集中，容易烦躁；④生长发育迟缓，学习成绩差等。

5. 什么情况下需就医？

如果怀疑自己或家人出现打鼾、憋气、张口呼吸等情况，建议尽快到医院进行诊治。早发现、早诊断、早治疗有助于维护健康，提高生命质量。

6. 计算自己和家人的BMI

根据中国成人体质指数分类建议，分类标准如下：

0级（正常）：$18.5 \leqslant BMI < 24.0$。

1级（超重）：$24.0 \leqslant BMI < 28.0$。

2级（肥胖）：$28.0 \leqslant BMI < 30.0$。

3级（病态肥胖）：$BMI \geqslant 30.0$。

7. 与睡眠相关的量表

与睡眠相关的量表主要有爱泼沃斯嗜睡量表（Epworth sleepiness scale，ESS）、失眠严重程度指数（Insomnia severity index，ISI）、阿森斯失眠量表（Athens insomnia scale，AIS）和

匹兹堡睡眠质量指数（Pittsburgh sleep quality index，PSQI）。

（1）ESS。

ESS是一种受试者用来自我评估白天嗜睡程度的问卷表。

①内容。

A. 坐下阅读时；

B. 看电视时；

C. 在公共场所不活动时（如在剧院或在会议室）；

D. 作为一名乘客，坐连续1小时以上的车程时；

E. 条件允许情况下，下午躺着休息时；

F. 坐着和人谈话时；

G. 在一顿未曾饮酒的午饭后，安静地坐着时；

H. 在小汽车中，当因交通堵塞而停下几分钟时。

0分——从不打瞌睡；1分——有轻微程度的可能打瞌睡；2分——中等程度的可能打瞌睡；3分——很可能打瞌睡。将各项得分相加。

②结果分析。

0～7分，日间嗜睡情况正常；8～9分，日间嗜睡情况稍多；10～15分，日间嗜睡情况明显，很可能患有OSAHS，根据情况安排多导睡眠监测；16～24分，日间嗜睡情况严重，安排多导睡眠监测。

（2）ISI。

ISI可用于评估受试者睡眠障碍的性质和症状。

①内容。

根据下列问题圈出选定答案对应的数字：

A. 描述您最近（例如最近2周）失眠问题的严重程度：

单位：分

	无	轻度	中度	重度	极重度
a. 入睡困难	0	1	2	3	4
b. 维持睡眠困难	0	1	2	3	4
c. 早醒	0	1	2	3	4

B. 对您当前睡眠模式的满意度：

满意度	很满意	满意	一般	不满意	很不满意
分值（分）	0	1	2	3	4

C. 您认为您的睡眠问题在多大程度上干扰了您的日间功能（如对日间疲劳程度、处理工作和日常事务的能力、注意力、记忆力、情绪等的影响）？

程度	没有干扰	轻微	有些	较多	很多干扰
分值（分）	0	1	2	3	4

D. 与其他人相比，您的失眠问题对您的生活质量有多大程度的影响或损害？

程度	没有	一点	有些	较多	很多
分值（分）	0	1	2	3	4

E. 您对自己当前睡眠问题有多大程度的担忧／沮丧？

程度	没有	一点	有些	较多	很多
分值（分）	0	1	2	3	4

②结果分析。

总分为7个条目评分相加之和，为0～28分。

0～7分，无失眠；8～14分，轻度失眠；15～21分，中度失眠；22~28分，重度失眠。

打鼾者就医流程

打鼾者就医流程如下：

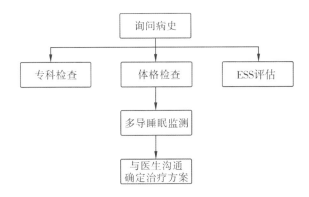

打鼾者就医时医生会问的问题

（1）打鼾多久了？有无白天嗜睡症状？

（常见回答：数十年、数年、数月、数周、数日……有、无）

（2）有无憋气现象？持续多久？

（常见回答：每天数次、每周数次、每月数次，大约持续60秒、30秒、20秒、10秒……）

（3）有无头痛或头晕现象？

（回答：有、无）

（4）有鼻塞吗？持续多久？是否伴有鼻涕？颜色如何？

（常见回答：从不、偶尔、经常、每天，有脓涕、无脓涕，颜色清亮、发黄⋯⋯）

（5）有无过敏史？

（回答：有、无）

（6）有无家族史？

（回答：有、无）

（7）有无手术史？

（回答：有、无）

（8）是瘢痕体质吗？

（回答：是、否）

（9）有无高血压、心脏病、糖尿病、脑梗死等疾病？

（回答：有、无）

（10）过去有其他疾病吗？曾住过院吗？

（回答：有、无）

（11）目前有没有服用什么药物？

（回答：有、无，药物名称⋯⋯）

（12）有无用过睡眠用具或设备？

（回答：有、无，具体名称⋯⋯）

（13）抽烟、饮酒吗？

（回答：是、否）

医生会为打鼾者做的检查

在睡眠中有打鼾、呼吸暂停及白天嗜睡等情况时，建议到医院就医。医生会询问睡眠基本情况，以了解患者入睡、打鼾、夜间憋气及白天瞌睡等情况。如有上述情况，一般会进行进一步的相关检查，以便制订治疗方案。检查内容主要包括：

基本状况，如身高、体重等；有无基础疾病；耳鼻咽喉的观察体征，如咽腔大小，有无狭窄塌陷，舌根是否肥厚，软腭、悬雍垂的情况等。耳鼻咽喉纤维内镜检查内容包括上呼吸道有无占位性病变，如新生物息肉、肿瘤，咽扁桃体是否异常肥大，会厌有无炎症、肿大、移位等。同时，可进行ESS评估，为OSAHS的诊断提供有力的证据。

多导睡眠监测检查可监测夜间口鼻气流、血氧饱和度、胸腹呼吸运动、心电图、脑电图、睡眠分期、肌肉活动、血压和鼾声等指标。医生可根据口鼻气流暂停的次数和时间，血氧饱和度下降程度，鼾声大小，心电图、睡眠分期等情况，判断受试者是否患有OSAHS及其严重程度。

1. 一般体格检查

一般体格检查包括测量身高、体重、颈围、颈长、胸围、腹围、体温、脉搏、血压，并计算BMI等。

2. 专科检查

专科检查主要包括鼻腔、鼻咽部、口咽部及喉咽部的检查。检查鼻腔、鼻咽部时，主要检查是否有鼻中隔偏曲，鼻甲是否肥大，鼻腔有无肿瘤、异物、鼻息肉、肥厚性鼻炎，有无咽扁桃体肥大等。而检查口咽部时要注意软腭是否松弛、肥厚、下垂，悬雍垂是否肥厚、过长，腭扁桃体是否肥大，咽部有无新生物，咽后及咽旁有无脓肿等。最后检查喉咽部，检查内容包括舌扁桃体是否肥大，舌体有无肥大、松弛，舌有无肿瘤，以及有无喉部肿大、会厌炎、会厌肿瘤等。

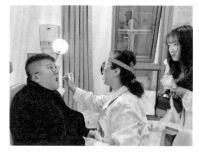

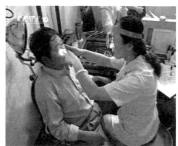

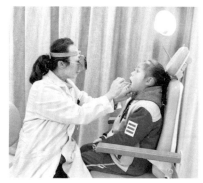

进行术前耳鼻喉检查

腭扁桃体大小分级：

0级：扁桃体切除术后；

1级：局限于扁桃体窝内；

2级：突出于舌腭弓后，占据口咽通气道的1/2；

3级：突出于扁桃体窝，占据口咽通气道的3/4；

4级：两侧扁桃体几乎对合，堵塞口咽通气道。

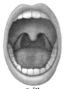
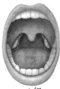

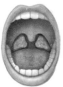

0级　　　　　1级　　　　　2级　　　　　3级　　　　　4级

腭扁桃体大小分级

舌部（舌根和舌体）肥厚分级——腭舌平面分级：

1级：舌体低平，可窥及咽后壁、完整的悬雍垂、腭扁桃体和咽侧壁；

2级：舌体隆起，可窥及完整的悬雍垂、部分腭扁桃体、咽侧壁；

3级：舌体肥厚，可窥及悬雍垂根部；

4级：舌体明显肥厚，仅窥及硬腭。

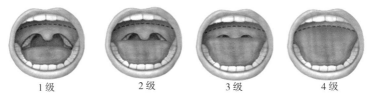

1级　　　　　2级　　　　　3级　　　　　4级

舌部（舌根和舌体）肥厚分级——腭舌平面分级

腭舌平面1～2级，提示无明显舌体肥厚；

腭舌平面3～4级，提示有明显舌体肥厚。

3. 多导睡眠监测

多导睡眠监测是目前诊断OSAHS及判断手术疗效的"金标准"。多导睡眠监测项目包括口鼻气流、血氧饱和度、脑电图、眼电图、心电图、下颌肌电图、胸腹呼吸运动、体位、胫前肌肌电等。口鼻气流可用于判断睡眠中呼吸暂停和低通气发生情况；血氧饱和度变化可反映患者睡眠过程中血氧水平的变化规律；脑电图、眼电图和下颌肌电图可用于判断睡眠状况以及睡眠时相，了解睡眠结构和呼吸暂停低通气指数；胸腹呼吸运动可和口鼻气流一起用于判断呼吸暂停或低通气的性质，即是否为阻塞性、中枢性或混合性呼吸暂停；胫前肌肌电可用于

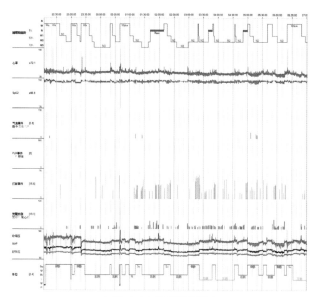

正常人多导睡眠监测图

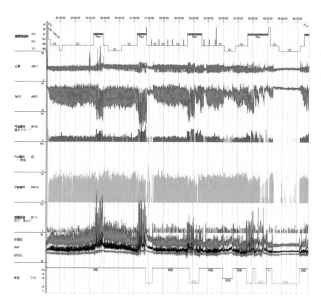

OSAHS患者多导睡眠监测图

鉴别不宁腿综合征（指通常在坐姿或夜间睡眠时出现双下肢极度不适感，促使肢体进行活动，并在活动后缓解的一种综合征），该综合征患者夜间睡眠过程中发生反复规律性下肢活动，引起睡眠中反复觉醒，睡眠结构紊乱，导致白天嗜睡。监测时患者的睡眠状况会影响监测结果，因此监测时应尽量符合患者平时的睡眠习惯，如睡眠时间、体位等。

无线遥控远程传输睡眠监测设备可实现无线遥测、实时无线数据传输、连续无创动态血压监测，患者佩戴时可自由活动，减轻监测的首夜效应。同时，还可通过该设备分析高频鼾声的主要频率段和设定的频率区间确定阻塞部位，分析阻塞程度，优化手术方案。

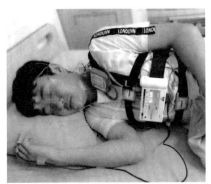
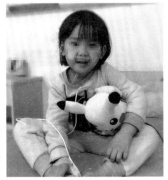

无线遥控远程传输多导睡眠监测

多导睡眠监测有助于判断受试者是否符合OSAHS诊断标准及其阻塞程度、缺氧程度，以及呼吸暂停类型（中枢性、阻塞性、混合性）。

进行多导睡眠监测的注意事项如下：

（1）监测当天，患者白天应尽量避免午睡，身着宽松舒适的衣物，监测前可以洗一个热水澡，放松心情，以便更好地入睡。

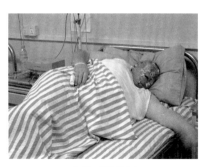

多导睡眠监测

（2）医生会为患者连接监测口鼻气流、血氧饱和度、眼球运动、心电图、胸腹呼吸运动、睡眠体位、脑电图、睡眠时相的电极和导管，过程较为复杂，但患者不必紧张。

（3）保证至少7小时的监测时间，且最好在夜间。

（4）监测前医生要进行鼻咽部的再次检查，查看有无过度阻塞，以免发生意外。

（5）监测当天禁止喝酒、抽烟，以免影响监测结果。

（6）监测前医生要再次询问姓名、年龄、工作类型等，并完成身高、体重的测量。

监测结束后，医生根据呼吸曲线和血氧饱和度曲线来分析判断受试者是否患有OSAHS，呼吸暂停、缺氧的情况，以及疾病的严重程度。

4. 纤维内镜检查

纤维内镜检查直观、明确，有助于确定上呼吸道的阻塞部位及程度，了解鼻腔、鼻咽、口咽、舌咽及喉部情况，并可以录像拍照，便于保存资料及对术前、术后的状况进行比较。操作时先行局部麻醉（简称局麻），将纤维支气管镜经鼻孔置入，观察患者的鼻腔、鼻咽、咽鼓管、口咽及喉部等不同部位的状况，同时进行录像拍照。它可使检查者清晰地观察到常规检查中多导睡眠监测观察不到的地方，不仅有助于确定阻塞和狭窄的部位，还有助于进一步确认导致阻塞和狭窄的主要因素。此方法和多导睡眠监测一样，为重要的睡眠检查手段。

5. 计算机体层摄影（CT）和磁共振成像（MRI）检查

CT和MRI检查与前几种检查方法相比，能精确测定上呼吸道截面积，而OSAHS患者上呼吸道截面积小于正常人群。其中，MRI能够在多平面进行多次扫描，提供高清图像，无放射线辐射，因此有助于对上呼吸道进行动态观察，为诊断提供更为科学可信的依据。但是，CT与MRI也存在一定的缺点，如CT检查会让患者受到放射线辐射影响，不能进行矢状位扫描。MRI的缺点是不能与多导睡眠监测同时进行，价格昂贵，噪声大。

6. 其他方法

食管测压：测定咽喉部和食管压力值，用于诊断食管动力障碍性疾病。

OSAHS的常见并发症

越来越多的证据表明，睡眠时打鼾和呼吸暂停与机体的多种系统疾病有关。有人把"鼾声如雷"当成睡得香的表现，却不知道鼾声产生的原因是上呼吸道不同程度的阻塞。随着阻塞程度的逐步加深，打鼾者睡觉时呼吸变得愈发困难。当完全阻塞出现呼吸暂停后，血液里氧气含量下降，导致低氧血症，在深睡眠状态更为明显。由于无法顺利完成气体交换，血液里二氧化碳浓度升高，可造成高碳酸血症和呼吸性酸中毒等。因为缺氧反复憋醒者，一般睡眠结构紊乱，睡眠质量下降，白天嗜睡、疲乏、头晕、头痛、记忆力减退、注意力不集中。

长期打鼾会导致抑郁、焦躁、缺乏耐心、反应迟钝、行为异常等症状，严重时可能导致高血压、糖尿病、呼吸衰竭、肺动脉高压、肺心病、心功能不全、心律失常等严重并发症，甚至会导致睡眠中猝死。

打鼾与肥胖是一对"难兄难弟"。打鼾和呼吸暂停可使糖和脂肪代谢紊乱，而缺氧让患者无法耐受长时间的体育锻炼，故患者体重增加。而肥胖将进一步加重打鼾，形成恶性循环。

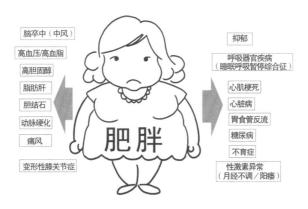

要重视OSAHS的危害

有的人每天只需要睡6~7小时就可以恢复体力，白天精力充沛。而OSAHS患者可能每天睡10多小时仍然感到十分疲乏，白天嗜睡。这多是睡眠呼吸暂停造成机体慢性缺氧所致。

OSAHS危害很多，比如，有的OSAHS患者平时睡觉打鼾、憋气，晚上睡不好，白天睡不醒，常常萎靡不振、丢三落四；有的坐公交车一睡不醒直到终点站，醒来时不知自己身处何方；有的在抽烟时睡着，不是烫着自己就是烫坏衣服；有的嗜睡过于严重时甚至开车时睡着，成为"马路杀手"……

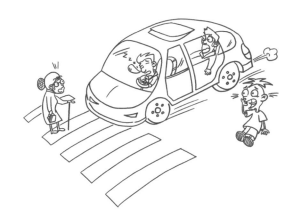

男性打鼾不容忽视

打鼾对于男性而言危害很多。现代社会生活、工作节奏加快，男性饮酒、抽烟的概率有所提高，再加上一些人缺乏锻炼，身体肥胖，导致睡觉时打鼾，严重者还有夜间呼吸暂停、憋醒等症状。

研究表明，打鼾还可能对精子造成严重影响，甚至导致不育。精液液化不良、精液黏稠度高是男性不育的重要病因。有些患有此类疾病的男性在接受一些规范化治疗后仍未痊愈，这有可能是因为他们忽略了打鼾的影响。打鼾为什么会影响精液的液化呢？打鼾可导致内分泌功能紊乱，可能对前列腺和精囊分泌腺液（腺液里含有精液液化所需要的酶）产生不良影响，从而造成精液液化功能障碍，导致不育。

临床案例1

胖到109公斤 "大块头" 不会笑不生育

（摘自《华西都市报》，2010年1月21日，有改动）

30岁的徐丰（化名）从小就胖，与肥胖战斗的岁月里，他屡战屡败，节食、锻炼都没用。即使吃得比妻子还少，他的体重依旧"呼呼"上涨，每天拖着100多公斤的身体，徐丰感觉精神不振，白天也要瞌睡。更严重的是，婚后两年多他和妻子一直没迎来爱情结晶。

一周前，徐丰走进了四川大学华西第四医院睡眠呼吸疾病诊治中心，终于找到了肥胖和不育的病根。在医院睡了一宿做过睡眠检测后，发现在8小时内出现睡眠呼吸暂停728次，暂停时间最长的一次达75秒。

呼呼喘气　面对询问反应迟钝

昨日，徐丰如约出现在睡眠呼吸疾病诊治中心，正在接受物理激光治疗的他，腆着大肚子但面色红润，和一周前刚走进诊室的他判若两人。上周二，徐丰在父亲和妹妹的陪同下刚一走进诊室，就吸引了所有人的目光。引人注意的不是他那浑圆的大块头，而是一脸淡漠的表情和嘴里发出的呼呼喘气声。"面色苍白像没睡醒一样，嘴唇乌紫，半张着嘴'呼呼'喘气。"说起第一次见到徐丰的情形，中心主任张晓晴印象深刻，当她向徐丰询问病情时，他嗫嚅着半天没回应，表情漠然，反应迟钝，主要靠陪护在旁的父亲和妹妹介绍情况。

白天瞌睡　婚后两年多没小孩

徐丰的父亲说，10多岁时，徐丰就出现了打鼾的毛病。为了控制体重，徐丰试过节食、锻炼，平时每天下班都要出去走1小时，为了节食，他每餐吃得还没妻子多，但依旧没有任何成效。最近两年，徐丰白天也瞌睡，晚上休息不好。更让家人焦急的是，婚后两年多，徐丰一直没盼来孩子。上周二，家人专门把他从南充带到成都治病。

缺氧代谢紊乱　造成病态肥胖

经张晓晴主任检查，身高1.63米的徐丰体重109公斤，呈病态肥胖。他的鼻腔完全阻塞，只能用嘴呼吸，加之肥胖造成咽腔较小，长期缺氧的他血氧饱和度低。这样一来，他体内糖和脂肪代谢紊乱，不管如何节食、锻炼都无法从根子上减肥。

张晓晴说，如果这种情况继续下去，会造成肝脏、肾脏损伤，以及因性欲减退等原因造成不育。在医院睡了一宿做过睡眠检测后，发现在8小时内出现睡眠呼吸暂停728次，最长暂停时间为75秒，呼吸紊乱指数为95，远高于正常指数。重度鼾症就像一个定时炸弹，让徐丰随时可能在睡梦中猝死。针对徐丰的情况，睡眠呼吸疾病诊治中心首先给他做了微创鼻甲减容手术，再辅以物理治疗。通过持续正压给氧，徐丰缺氧的状态缓解了，嘴唇有了血色，表情也自如起来，可以笑着和医生聊天了。张晓晴说，像徐丰这样的病例中心接到过几十例，这些人在治疗好鼾症后，不育等综合征一般也会消除。

（记者罗琴摄影报道）

临床案例2

这个老外每天晚上"吞钢笔"

（摘自《天府早报》，2004年9月8日，有改动）

在成都某高校任教的皮特先生被睡眠呼吸障碍折磨了10多年，今日将接受手术治疗。"HELP! HELP!"38岁的美国人皮特一边惊恐地叫喊，一边从床上一跃而起、冲向客厅……10多年来，他经常在夜晚将家人惊醒，最多的时候达到一晚8次。

原来，皮特患了严重的睡眠呼吸障碍。今日，这个困扰皮特和他家人多年的难题，将得到彻底解决。四川大学华西第四医院睡眠呼吸疾病诊治中心的专家将对他进行手术。据悉，这是该中心首次对外国患者进行微创手术治疗。

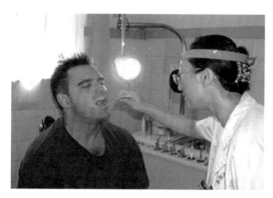

美国"瞌睡虫"求助中国医生

每晚在梦中憋醒

皮特3年前来到中国，现在是成都一所高校的外教。白天非常乐观、自信的皮特，到了晚上却非常痛苦。因为每天晚上，他都在梦中被憋醒，严重的时候，一晚达到8次。

皮特说，他打呼噜已经有20年的历史了，患睡眠呼吸障碍也有10多年了。以前在美国时，因为病情不严重，他放弃了治疗。到了中国后，由于生活、工作环境的改变，皮特的病情加重，一到晚上就噩梦连连。"我就经常做自己吞了钢笔之类的梦，结果醒来，就感觉到自己不能呼吸，濒临死亡。"皮特说。

每次，夜里被憋醒的皮特都要大叫大闹才能清醒过来，这不仅让他痛苦万分，就是他的家人也不能忍受。

原因是舌头太"大"

皮特的妻子是中国人。为了给丈夫治疗，她四处寻医。8月6日，皮特被送到了四川大学华西第四医院睡眠呼吸疾病诊治中心接受治疗。

"我相信她能帮助我。"昨日上午，在四川大学华西第四医院睡眠呼吸疾病诊治中心，皮特看到他的主治医生张晓晴博士时，非常高兴。对于中国医生的治疗方法，他表现得既好奇又兴奋。

据张晓晴介绍：经过检查，她发现这位外籍患者的舌根非常厚，小舌头长、肥厚。一旦平躺，小舌头就将咽喉完全挡住，导致睡眠时呼吸困难。

张博士说，今天将对皮特实施手术，切掉多余的组织，此次治疗完全有望为他根除疾病。

（记者宋林风，摄影李国东）

临床案例3

三个胖子碰头　呼噜故事比一比

（摘自《天府早报》，2005年2月25日，有改动）

体重118公斤、108公斤、88公斤的3位大汉，任何一位进入10平方米的房间，那是挤；两位进去呢？更挤！可昨日（24日）上午，这样3位重量级的巨胖却一起"塞"进了四川大学华西第四医院睡眠呼吸疾病诊治中心的治疗室，结果呢……

邻居夜夜听"雷"声

42岁的肖幼林是阿坝师专一名教师，曾经是足球和篮球场上的运动健将。但自从29岁开始，他的身体就开始发福，"我以每年10公斤的速度长肉。"肖幼林自我解嘲似的说，1999年，竟长到了100公斤。

"随后我开始'横'着长了！还创纪录地长到230斤。"肖幼林说，长胖了后麻烦越来越多，稍微运动就气喘如牛，"每次睡觉都会觉得气紧，最后给憋醒过来。"而且呼噜声吵得家人全都睡不好。

"不仅家里面回荡着他的呼噜声，就是左邻右舍也夜夜听见'雷'声。"肖幼林的妻子苦笑着说。

三巨胖塞满检查室

昨日上午，肖幼林来到了四川大学华西第四医院睡眠呼吸疾病诊治中心。当看到肖幼林118公斤的体重时，中心主任张晓晴博士吃惊不小，可更让她惊奇的事情发生了……

就在张晓晴为肖幼林做检查的时候，又有两位患者来到中

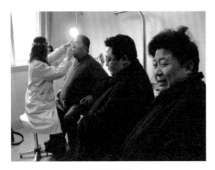

三巨胖接受检查

心：一位是108公斤的来自重庆的患者袁涛，一位是88公斤的来自新都的彭先生。当3位重量级的"巨头"一起走进检查室时，原本"偌大"的检查室顿时变得拥挤不堪，就连走动都很难。

见到两位同病相怜的"战友"后，原本打着呼噜有些冷场的肖幼林顿时来了精神，3名患者开始互相交流。一时间，原本安静的检查室内变得热闹起来。

两分钟未语就打呼噜

"我开会睡，吃饭睡，说话都要睡。"50岁的彭先生说，他开车也经常睡觉，"尤其是在高速路上，更容易睡觉。我从泸定开车到成都，要在路上停车睡两次，才能开到成都。""我比你还严重，我从都江堰开车到成都，也要在途中停车睡两次才能到……"肖幼林接过话题。

就在这两位交流的时候，旁边只有一两分钟没有说话的袁涛已经端坐着，双手叉腰，垂着头打起了呼噜，声音由低到高……

"这3位都是患了非常严重的睡眠呼吸暂停综合征。"张晓晴表示，他们都要接受4次手术，才能彻底告别和睡眠障碍打交道的日子。

（记者宋林风，摄影李国东）

老人打鼾不是小毛病

对老年人而言，打鼾大多是由于咽喉部的软组织肌力下降，肌肉组织松弛等，严重时可发展为OSAHS。对老年人来说，打鼾的具体危害如下：

1. 大大增加老年人患糖尿病的风险

打鼾致呼吸暂停可造成机体缺氧，使老年人高水平表达儿茶酚胺，从而耐受胰岛素。另外，肥胖不仅仅是打鼾的危险因素，也易引发糖尿病。这两个因素可相互作用，加快疾病的发展，老年人应该提高警惕。

2. 增加了心脑血管疾病发生的风险

严重打鼾可让老年人每天晚上都处于缺氧状态，而长期慢性缺氧会对血液系统产生极大的影响，如使血液黏稠度增高，血液中的红细胞数量增多，血流速度减缓，导致动脉粥样硬化速度加快，从而使脑栓塞的发病风险增加。同时，高血压也是OSAHS的并发症之一，可与硬化的脑血管相互影响，是脑出血的危险因素之一。

3. 严重损害老年人的脉管系统

打鼾致呼吸暂停造成的缺氧可引起高血压、糖尿病和动脉粥样硬化等并发症。血液黏稠度的上升可引发血栓病，糖尿病对脉管系统也有慢性危害。

老年人一旦出现打鼾情况，无论鼾声大小和频率是怎样的都应该及时到医院就诊，不可忽视。

临床案例1

八旬老人长期嗜睡曾被误认为老年痴呆

（摘自《华西都市报》，2011年3月21日，有改动）

王静宁（化名）80多岁了，长期嗜睡，大小便失禁已两年。家人带她跑遍各家医院，诊断不一，有的说是肾炎，有的说是老年痴呆，都没能治好。

最后家人把王婆婆带到四川大学华西第四医院睡眠呼吸疾病诊治中心做了睡眠监测，才发现她患有极重度阻塞性睡眠呼吸暂停综合征，又称鼾症，在睡眠中大脑严重缺氧，引发了上述症状。

确诊后，她在中心接受了对症治疗，多年的症状得以缓解，终于睡上了安稳觉。

四川大学华西第四医院睡眠呼吸疾病诊治中心主任张晓晴博士说，鼾症与痴呆密切相关。这主要与鼾症患者在夜间呼吸暂停引起低氧、二氧化碳潴留，导致大脑半球，特别是皮层及皮层下功能损害有关。

医学研究认为，鼾症患者痴呆以血管性痴呆为主。张晓晴建议，老年打鼾者要及早诊断、及时治疗，防患于未然。

（记者罗琴）

临床案例 2

老人要警惕"打呼噜的毛病"

（摘自《成都晚报》，2007年10月17日，有改动）

陈大爷有睡觉打呼噜的毛病，十几年了一直没当回事，近来不仅晚上吵得老伴睡不好，白天醒来后还老是打不起精神，头疼乏力，而且脾气暴躁，容易着急。老伴硬拖着他来医院检查，原来陈大爷患了"睡眠呼吸暂停综合征"——一种很常见但是不容易引起大家警惕的疾病。

四川大学华西第四医院睡眠呼吸疾病诊治中心张晓晴博士介绍，老年人常常合并高血压、心肌梗死、脑卒中，出现这些严重的并发症时病死率很高，因此这种病也被称为睡梦中的"隐形杀手"。统计显示，在打鼾的患者中约20%出现了睡眠中呼吸暂停，这应该引起老年朋友的高度警惕。睡眠呼吸暂停综合征是指睡眠时上气道塌陷阻塞引起的呼吸暂停和通气不足，伴有打鼾、睡眠结构紊乱、频繁发生血氧饱和度下降、白天嗜睡等病症。一般每晚7小时睡眠中，每次持续时间≥10秒的呼吸暂停和低通气反复发作30次以上。该病常见于男性中老年肥胖者，多是由肥胖、咽部肌肉松弛、咽壁周围脂肪组织过多、睡眠时舌根后坠压迫气道引起的。

专家提醒：睡眠呼吸暂停综合征可以使患者长期缺氧，从而引起全身各个系统的改变，导致严重后果。例如，循环系统：血管内膜增厚，红细胞数量增多、聚集，血流速度减慢，血液黏稠度增加，这些都会引起心绞痛和心肌梗死的发生，还可以引起高血压，很多患者单纯口服降压药物效果一直不理想，就是因为忽略了该病的治疗；内分泌系统：内分泌紊乱引起肥胖，而肥胖反过来又加重睡眠呼吸暂停综合征，形成恶性循环；神经系统：脑部缺氧，可以导致头疼、注意力不集中、智力减退。老年朋友出现严重的打鼾、睡眠质量不好时，到医院做个检查，排除一下就可以放心了。在日常生活中更要注意做到：勤锻炼，增强体质，过度肥胖的朋友要适度控制饮食，减轻体重；保持良好的睡眠姿势，宜侧卧，防止松弛的软腭及舌根后坠阻塞呼吸道；症状明显的要及时到医院就诊，以免贻误治疗。

（记者余星雨）

女性打鼾老得快

有些人认为打鼾是男性的"专利"，实际上，越来越多的女性也受到打鼾的困扰。

打鼾会让一些女性产生严重的心理负担和自卑感，每当晚上睡觉时就紧张，总担心会打鼾影响别人，叫人笑话，久而久之可能变得孤僻、焦虑。怀孕妇女打鼾和憋气，还可能影响胎儿发育。

打鼾和憋气引起的缺氧对于皮肤也有一定的伤害，易使皮肤暗黄粗糙、松弛下垂，眼袋变大，出现黑眼圈、鱼尾纹等，还易使女性内分泌系统功能紊乱，甚至更年期提前。而更年期本来就会加重打鼾，两者互相影响，可形成恶性循环。打鼾引起的白天嗜睡、精神疲乏也可使女性没精神、气色差、焦虑、烦恼，进一步加重伤害，此时使用再昂贵的化妆品都无济于事。

身材肥胖，饮酒、抽烟等不良生活习惯，更年期的到来等是引起女性打鼾的重要因素。值得注意的是，一些年纪较小，没有不良生活习惯，身材匀称的女性也可能出现打鼾的情况。一旦出现打鼾，提示高血压及其他心血管疾病等并发症的发生风险增加，稍不注意就可能造成巨大的危害。

一些女性对于打鼾羞于开口，不好意思到医院就诊，一定程度上阻碍了打鼾的治疗，有很多潜在的危害。如果有打鼾问题，千万不要忽视，应及时到医院就诊。

临床案例1

减肥6年无效果，睡梦中3次窒息，打鼾也要命
（摘自《成都晚报》，2011年1月17日，有改动）

1天内，中江的李丹（化名）连续3次在睡梦中突然窒息，幸亏被丈夫及时发现后送往医院抢救了过来。6年来，身材肥胖的她尝试了各种减肥方法，但体重几乎没有变化。昨日在四川大学华西第四医院睡眠呼吸疾病诊治中心检查后，医生告诉她，这一切都是打鼾引起的。

1天内她在睡梦中3次窒息

1月10日凌晨1时许，李丹的丈夫朱先生突然从睡梦中惊醒，发现睡在自己身边的李丹脸色发紫，口吐白沫，白沫里还伴着血迹。他把手指放在妻子的鼻前，发现她已经没有了呼吸。"你怎么了？"惊慌中，朱先生使劲摇晃着李丹，但她没有丝毫反应。朱先生赶紧将躺在床上的李丹扶起来，然后又让其躺下，如此重复几分钟后，"呼"的一声，李丹吐了一口气，恢复了呼吸。

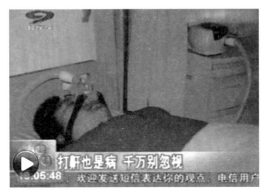

正压给氧治疗

当日早上7时许，熟睡的李丹再次出现相同症状，朱先生用同样的方法将其抢救过来，立即把她送到了当地的县医院。谁知，躺在医院病床上的李丹又打着呼噜睡着了。守在一旁的朱先生发现她突然瞪着双眼，歪着嘴，全身不停地抽搐，"跟中风了一样"。经医生抢救，李丹再次苏醒，几十分钟后，其神志才慢慢清醒。

1天内连续3次在睡着时发生窒息，这让医生也束手无策。在医生的建议下，昨日，朱先生带着李丹来到了成都。

6年来鼾声如雷，减肥无果

昨日下午，《成都晚报》记者在医院病房内见到了李丹。她躺在病床上，戴着呼吸机，紧闭着双眼。朱先生称，40岁的李丹身高不足1.6米，但体重有175斤，且下巴的肉特别多，脖子看起来很短。

"从2004年开始，她只要睡觉就会打鼾，睡眠中也会常常出现几秒钟的呼吸暂停现象。"朱先生称，李丹的鼾声很大，左邻右舍都听得见。自从打鼾以来，李丹的体重也节节攀升，从起初的130斤长到175斤。因为肥胖，李丹患上了高血压等心脑血管疾病。两人花了不少钱治疗，但都没有效果。今年来，李丹白天也很爱睡觉，跟人聊天或者上厕所的时候都能睡着，不少朋友还因此笑话她。

为了减肥，李丹尝试了各种方法，穿紧身衣服，吃减肥药，运动等，但体重不减反增。"有一段时间，她每天步行7公里，但是一点效果都没有，而紧身衣她一穿上，就给撑破了。"朱先生说。

医生想了个招：动用呼吸机　给氧治疗减体重

四川大学华西第四医院睡眠呼吸疾病诊治中心主任张晓晴博士讲，李丹患上了严重的鼾症，以至于睡眠中出现窒息，该症也正是其肥胖的主要原因。李丹的鼻甲和舌根肥大，鼻腔和咽腔都被堵上了。长期睡眠打鼾，呼吸暂停，使其体内长期缺氧，血氧饱和度降低，导致下丘脑垂体分泌功能紊乱，影响糖和脂肪正常代谢，从而引发肥胖。因此，无论她怎样节食、运动和吃减肥药，都不能达到理想的减肥效果。

张晓晴称，李丹因长期缺氧，身体状况目前暂不适合手术。为了保证医疗的安全性，李丹必须先减肥，使咽腔有一定的空间才能实施手术。而目前最安全的方法是通过呼吸机持续将空气送入其呼吸道，提高其血氧饱和度，打破脂肪代谢紊乱。正压给氧治疗3个月后，待体重减轻，再到医院进行手术治疗。

据张晓晴介绍，在该医院接诊的鼾症患者中，有60%的病态肥胖者都是该症引起的发胖。如果肥胖，特别是脖子粗短，同时又打鼾的话，很可能鼾症就是其肥胖的重要诱因。

（记者罗家媛）

儿童打鼾的危害

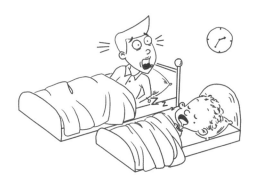

儿童打鼾的原因很多，包括变态反应性鼻炎（过敏性鼻炎）、鼻中隔偏曲、鼻息肉、鼻窦炎、慢性鼻炎、小颌畸形等，而腭扁桃体、咽扁桃体肥大造成的上呼吸道阻塞是儿童打鼾的首要原因。

儿童正处于生长发育的关键时期，如果出现打鼾憋气、睡眠中断的情况，会对身体发育造成严重的影响。缺氧会阻碍大脑发育，造成注意力不集中、多动症、记忆力减退，降低学习效率。缺氧还会影响儿童骨骼的发育。孩子如果住校，打鼾可能还会受到同学的嘲笑，影响心理发育。

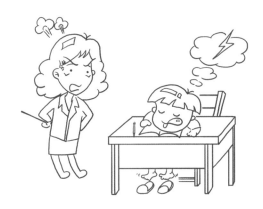

除了上述身心影响，儿童打鼾还可能导致"腺样体面容"，有时还伴有多汗、遗尿、梦游、夜惊等表现。

临床案例1

孩子打鼾不是睡得香

6岁的虎虎（化名）是来就诊的患儿之一。据虎虎妈妈介绍，虎虎从3岁开始打鼾，刚开始只是呼吸有粗糙的声音，家里人觉得是因为孩子感冒引起鼻腔不通气。吃了些感冒药后稍有好转，停药后却

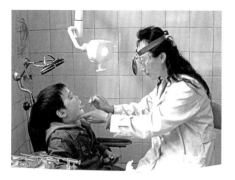

专科检查

又出现鼾声。虎虎夜间张口呼吸，打鼾不止，嘴角还吹泡泡、流口水。妈妈开始以为是孩子睡得香，但是后来发现，孩子睡着后有时会呼吸不上来，憋气憋醒了就哭。妈妈以为孩子小，也许做了噩梦，哄哄就没事了。

随着时间流逝，虎虎上了小学，打鼾的情况不但没见好转，而且白天也老是犯困，无精打采。在学校期间老师还经常反映，虎虎上课容易打瞌睡，精力不集中，成绩不好，每次期末考试成绩都是班里倒数几名。父母这才发现问题严重，赶忙带着孩子到医院检查。

临床案例2

13岁男孩体重232斤　5年来每晚半躺着睡觉

（摘自《华西都市报》，2011年3月10日，有改动）

13岁的小鹏（化名）今年辍学了。

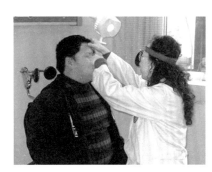

小鹏接受检查

他很想去上学，但每天一上课，他就会不自觉地趴在课桌上，打着呼噜睡半天。这样的情况持续了多年，到今年春节后去学校报名，老师婉转表达了劝退的意思。

"娃娃太胖了，上不了学，成天待在家里除了睡就是吃，也不愿出门。"小鹏的妈妈唐女士为此忧心忡忡。

几天前，她专程带着儿子从会理老家前来成都减肥，并于昨日走进了四川大学华西第四医院睡眠呼吸疾病诊治中心。

感觉上不来气，睡觉只能半躺

睡觉对大多数人来说是件轻松的事，但对13岁的小鹏来说，5年来他就没睡过一场安稳觉。每晚一躺下，不是胸闷气短，就是上不来气。

从5年前起，小鹏一平躺就觉得呼吸困难，胸口发闷累得慌，根本无法入睡，不得已他只能侧卧。到了2年前，他必须半躺着侧卧睡觉，撑起胳膊肘托住头部。

不光睡觉难，他的正常生活也成了问题。从小体胖的他不爱运动和出门，平时除了上课就待在家里。

8岁开始抽烟，平均每天一包

体重飙升，没有朋友，一上课就睡觉。小鹏的情况让父母焦急不已。当他们发现小鹏开始偷偷拿烟抽时，也没有多加制止。

从8岁刚开始时的一支、两支，到后来的平均每天一包烟，小鹏的烟瘾大得跟成年人无异。

唐女士和丈夫都在家务农，文化水平不高，对小鹏的情况想不出好的解决办法，"以为他是因为长太胖而自卑，不愿意交朋友"。直到今年春节后，小鹏因天天上课睡觉被学校劝退，唐女士才意识到，这样下去孩子的前途很成问题。她和丈夫匆匆把儿子从会理老家带到了成都。

长期高度缺氧导致病态肥胖

"我们想给他减肥。"唐女士先把身高163厘米、体重232斤的小鹏带到减肥专业机构。对方表示小鹏内分泌失调，开了很多药。但服药后，小鹏的症状没有明显改善。

昨日，唐女士把小鹏带到四川大学华西第四医院睡眠呼吸疾病诊治中心。在该中心主任张晓晴检查过程中，小鹏坐在板凳上都要睡着了。

张晓晴检查后发现，小鹏的鼻甲肥大、扁桃体肥大，把咽腔堵住了，所以睡觉时会觉得呼吸困难。

"目前，小鹏处于高度缺氧状态，导致内分泌失调，糖和脂肪代谢紊乱，以至于出现病态肥胖。"张晓晴说，如不接受治疗，极易发生意外。

她介绍说，中心会采用正压给氧治疗方法，让小鹏戴一段时间的呼吸机，等体重减轻后再行手术治疗。半年后，小鹏打鼾嗜睡的症状可得到缓解。

（记者罗琴）

临床案例3

12岁"胖墩"夜夜惨叫

（摘自《成都晚报》，2008年3月21日，有改动）

昨日上午，一个12岁的男孩在家人陪伴下，摇晃着身躯走出四川大学华西第四医院。男孩的体型让人侧目：年仅12岁，身高仅145厘米，就已经是82.5公斤的"胖墩"，胳膊足有成人大腿粗。男孩名叫淘淘，患有"重度睡眠呼吸暂停综合征"——这种病，随时可能在睡梦中夺人性命。半年来，淘淘每晚都会数次暂停呼吸，他的父母、爷爷奶奶为了照顾他，甚至安排了"值班表"，每晚在他身边看护……所幸在昨日，经过四川大学华西第四医院睡眠专家连续3夜的"贴身治疗"，淘淘的病情已经稳定，脱离生命危险，可以回家疗养。

发病·12岁"胖墩"在"睡死"的边缘挣扎半年

昨日上午8时许，在四川大学华西第四医院睡眠呼吸疾病诊治中心，淘淘的母亲黄女士握住睡眠专家张晓晴主任的手，久久不放。经过半年的挣扎，淘淘终于在昨日脱离了"生死线"。黄女士一家来自蒲江，淘淘今年读五年级。黄女士回忆，孩子4年前就有打呼噜现象，声音巨大，整个屋子都能听见。当时她和丈夫都不以为然，还总是以"超级瞌睡虫"逗他玩儿。直到去年10月，黄女士遇见了至今仍让她后怕的一幕：凌晨3时左右，她突然听见淘淘的屋里传出"啊"一声嘶叫，她赶紧起床查看。推开房门，孩子躺在床上，脸上、脖子上全是汗珠，嘴唇发绀，胸部剧烈地起伏。"看着好心疼。"黄女士吓坏了，使劲推孩子，两三分钟左右，孩子醒了，恢复了正常。"第二天我们带着他去诊所看病，医生说是孩子太

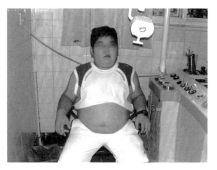

医生连续3夜贴身守护，终于把娃娃从"生死线"上救下来
（图为淘淘在治疗室）

胖、打呼噜的缘故。"黄女士说，从那时起，她开始尝试给孩子用各种减肥方法，甚至带着孩子千里迢迢到外地接受"减肥特训"——但依然没有效果。半年来，每到孩子入睡，一家人都揪心不已，"发作"次数最多的时候可以达到每晚七八次。为了照顾孩子，黄女士和丈夫、孩子的爷爷奶奶养成了习惯，轮流值班看护孩子睡觉，生怕他"睡死"……

抢救·连续3夜医生贴身守护娃娃床前

今年3月，黄女士带着孩子从外地失望而归，几经周折，黄女士带着孩子到四川大学华西第四医院睡眠呼吸疾病诊治中心。经检查，孩子患有"重度睡眠呼吸暂停综合征"。惯常的治疗方法是先做睡眠监测，了解孩子的病情，然后再进行针对性治疗。但医生在给淘淘做睡眠监测时，发现淘淘只要一睡着，几分钟后就会在睡梦中呼吸暂停、嘴唇发绀，甚至突然坐起来尖叫几声，然后又睡下……"太严重了，无法监测，孩子随时可能猝死！"张主任说，睡眠呼吸疾病诊治中心自成立以来，还是第一次遇到这么严重的情况。只能尝试不做监测，连续3天晚上留

院观察，直接戴上呼吸机进行"持续正压给氧治疗"。15日晚10时许，工作人员为孩子戴上鼾症专用呼吸机。治疗室内，挤着孩子的父母、爷爷奶奶，还有3名工作人员。很快，监护仪显示血氧饱和度指标为46%~48%（正常值为95%以上）。张主任担忧地说，戴上呼吸机指标都这么低，没有戴呼吸机时，孩子的血氧饱和度更低。这样的指标意味着：只要入睡，稍不注意就会死亡！刚刚戴上呼吸机时，淘淘的手脚有些挣扎，出现了烦躁现象。每个人心里都揪着，淘淘的父母给他按住手脚，静待淘淘入睡……几小时后，淘淘安静地睡着了，没有像往常一样突然起身、尖叫。看着儿子熟睡的样子，黄女士眼里充满泪花；工作人员兴奋起来：孩子安静入睡，说明治疗有效！就这样，第二夜、第三夜过后，孩子戴着呼吸机醒来，显得很有精神——连续3夜，孩子一次呼吸暂停都没有出现过。

担忧·呼吸不畅直接影响儿童智力

3天的留院观察期完毕，淘淘出院。目前，黄女士为儿子买了一台家用呼吸机，回到家每晚戴上睡觉。医生称，对淘淘来说，首要的问题是解决缺氧，然后控制肥胖，体重减下来后，才能视情况进行微创手术治疗。张主任说，现在生活条件好了，很多孩子患有肥胖，而肥胖和打鼾几乎是一对"孪生兄弟"，一般肥胖儿童脖颈短、呼吸道不畅，容易引起鼾症。据四川大学华西第四医院的统计，睡眠呼吸障碍并不是成年人的专利，近年来有年轻化的趋势。今年1月到3月，四川大学华西第四医院睡眠呼吸疾病诊治中心已经收治100余名12岁以下的儿童，比2年前的统计数据高出一倍！其中年龄最小的只有10天，多是由于扁桃体肥大、鼻炎等造成睡眠呼吸障碍。专家提醒：各种原因导致的睡眠呼吸障碍会直接影响儿童的生长和智力发育，不根除睡眠呼吸疾病，再好的教育、再多的投入，可能收效都不大。

（记者刘坤）

临床案例4

7岁小胖墩儿怕冬天　夜夜睡觉张着嘴巴呼吸
（摘自《华西都市报》，2009年11月27日，有改动）

虫虫（化名）7岁时体重就达到了70斤。虫虫从3岁起一到冬天就呼吸不畅，要张着嘴巴睡觉。诊断为肥胖、鼻甲肥大、鼻腔阻塞导致不能正常呼吸。

年仅7岁的虫虫体重70斤，但让父母焦虑的不是儿子的体重，而是困扰儿子3年多的夜晚憋气。从3岁起，每年一到冬天，虫虫晚上睡觉都是张口呼吸。昨日，赖女士带着儿子来到四川大学华西第四医院睡眠呼吸疾病诊治中心治疗。据悉，该中心成立7年以来先后诊治了200多名幼儿鼾症患者。

一到冬天小男孩每晚张口呼吸

昨日上午，在四川大学华西第四医院睡眠呼吸疾病诊治中心，4个小朋友并排坐着，鼻孔里都塞着一个发红光的管子。中心主任张晓晴说，这些孩子都是在接受睡眠呼吸暂停综合征治疗。

鼻孔插着发着红光激光管子的孩子中，一个穿黄色棉衣的小男孩很引人注意。他长得很壮实，母亲赖女士在一旁照顾他，不时念上一句："娃娃就是太胖了，也没吃什么，呼啦啦体重就长上去了。"赖女士说，儿子虫虫今年7岁，体重就达到了70斤。"我和孩子爸爸都是正常体重，孩子平时也是正常饮食。"更让父母担心的是，虫虫从3岁时就出现夜晚睡觉呼吸不畅，尤其是冬季最为明显，每晚总是张口呼吸，而且呼气很粗。

开始，赖女士以为孩子是感冒鼻塞，带着孩子去输液治疗。但吃了一两个月的药，孩子晚上张着嘴巴睡觉的毛病也没见减轻。赖女士赶紧把虫虫送到医院，经检查，虫虫是患上了过敏性鼻炎，医生给虫虫开了一种喷雾剂。"用喷雾剂的时候很有效，但不能根治。"赖女士说。

昨日，赖女士带着虫虫来到四川大学华西第四医院睡眠呼吸疾病诊治中心，"说实话，一直没想到娃娃是睡眠呼吸的问题。"

医生检查后，发现虫虫是肥胖、鼻甲肥大，进而阻塞鼻腔的正常呼吸。鉴于娃娃年龄小，医生表示，孩子可先期进行半年的物理治疗加中成药喷雾。

感冒引发鼻炎　2岁女孩夜晚呼气粗

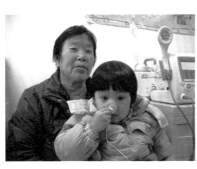

因鼻炎导致睡眠呼吸障碍的2岁半女孩嘟嘟接受物理激光治疗

在接受物理治疗的孩子中，还有一个年仅2岁半的女孩，她叫嘟嘟（化名）。嘟嘟的妈妈周女士说，一两个月前，孩子出现晚上呼气粗的情况，考虑到孩子可能是因为感冒鼻腔被堵了，周女士把孩子送到了一家医院急诊科治感冒，输液、吃药费了不少劲，但孩子一到晚上睡觉还是呼气粗。前天夜晚，周女士发现女儿是在用鼻子吸气，嘴巴吐气，嘴里还吐出了很多泡泡。"怎么也没想到这么小的娃娃睡眠呼吸会出问题。"周女士说。抱着孩子来到医院，睡眠呼吸疾病诊治中心的医生检查后，发现孩子是感冒引起的鼻炎，进而导致阻塞性睡眠呼吸障碍。

医生提醒：小孩冬天最易患上睡眠呼吸障碍，应及早治疗；小儿鼾症需及早防治

四川大学华西第四医院睡眠呼吸疾病诊治中心主任张晓晴讲，小孩冬天最易患上睡眠呼吸障碍，儿童打呼噜一般是上呼吸道部分梗阻、扁桃体肥大等引起的。其他的如各种鼻炎、鼻腔异物、颌面部畸形等，都可引起上呼吸道梗阻，从而引起睡觉打鼾。另外，体胖的儿童更是容易睡觉打鼾，患上睡眠呼吸暂停综合征。一旦儿童出现睡眠呼吸障碍，一般就会伴随打鼾、憋气、呼吸暂停、白天走神、哭闹不停，甚至尿床等症状。出现症状的孩子倘若不及时治疗，生长与智力发育会受到一定影响。

（记者罗琴摄影报道）

临床案例5

6岁男孩睡觉打呼噜长达2年，竟然隐藏着猝死风险！
（摘自《红星新闻》，2019年5月5日，有改动）

4月30日，6岁的男孩熙熙顺利出院了，他给四川大学华西第四医院睡眠呼吸疾病诊治中心及耳鼻喉科主任张晓晴送来了一张自己的画，画的正是张晓晴为他做手术时的场景。

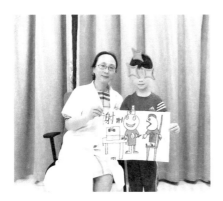

熙熙送给张晓晴的画

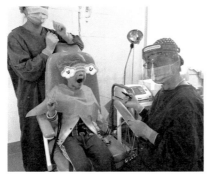

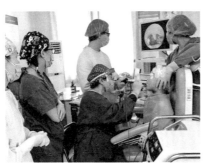

张晓晴为熙熙手术

熙熙从4岁起，老是睡觉打鼾，半夜也会经常惊醒。上小学后，家长发现他注意力不集中，张着嘴巴睡觉。检查发现，熙熙有慢性扁桃体炎、双下鼻甲肥大、夜间睡眠低氧血症（轻度）等。过于肥大的扁桃体堵塞了呼吸通道，导致睡觉时出现呼吸暂停的症状，如果不加以干预，不仅会影响熙熙的生长发育，甚至还可能导致猝死。4月23日，熙熙在四川大学华西第四医院接受了微创双侧扁桃体减容手术。

"长期的呼吸暂停会影响孩子的生长发育，例如身高、智力，甚至颌面部，一直发展下去还会有猝死风险。"张晓晴介绍说，检查发现，熙熙的扁桃体肥大达到了3级，也就是说，几乎堵塞了咽腔的3/4，因此睡眠时会出现呼吸不通畅，清醒后烦躁、注意力不

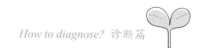

集中等症状。

4月23日，张晓晴为熙熙做了双侧扁桃体减容手术，用射频电波刀将肥大的扁桃体消融，让咽腔的空间增大，顺利地解决了这个问题。"手术是局部麻醉，在整个过程中，他都是清醒的，很配合我们手术。"

张晓晴提醒家长，人们常常以为睡觉打鼾是大人的事，但实际上，儿童打鼾也很常见，多数是因为扁桃体肥大、鼻甲肥大堵塞呼吸道，且不少孩子比较肥胖，颈部较短，本身就存在气道不通畅的问题，千万不要掉以轻心。除了阻塞呼吸道、引发呼吸暂停，反复的扁桃体发炎还会形成一个病灶，引发全身性的疾病，例如肾炎、心肌炎、鼻窦炎、中耳炎以及哮喘等。家长要提高警惕，特别是当孩子睡觉时出现张口呼吸、憋气等症状时，要及时就诊。"如果物理治疗、药物治疗都没有效果的话，也可以考虑微创手术治疗，对于儿童来说也是可以接受的。"

（记者于遵素）

临床案例6

华西第四医院：打鼾门诊儿童占4成！
专家：儿童打鼾有猝死风险

（摘自《四川手机报》，2020年9月14日，有改动）

6岁的桐桐打鼾2年，已出现注意力不集中、情绪烦躁等症状；小李家的孩子从5岁开始张口打鼾，小李每晚起夜几次，用手帮孩子"闭嘴"……四川大学华西第四医院门诊数据显示，打鼾门诊儿童占4成。专家提醒：孩子打鼾不仅影响面容、智力，还有猝死风险。

数据：以4～12岁为主！打鼾门诊儿童占4成

四川大学华西第四医院门诊数据显示，今年第一季度，耳鼻喉科、骨质疏松科、肿瘤科门诊量排前三。

其中，耳鼻喉科的儿童打鼾患者人数呈上涨趋势。今年8月，因打鼾前来就诊的儿童患者总数为210人，在打鼾患者中占40%左右。四川大学华西第四医院耳鼻喉科护士长曾萍介绍，这些儿童以4~12岁为主。

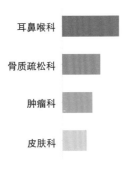

数据来源：四川大学华西第四医院门诊部

制作：四川手机报

2020年第一季度四川大学华西第四医院门诊量统计

案例：6岁孩子打鼾竟长达2年

桐桐从4岁开始打鼾，半夜常常惊醒。家长发现，桐桐睡觉张口呼吸，白天注意力不集中、易怒。经检查，孩子扁桃体肥大已达3级，几乎堵塞了3/4的咽腔。由于呼吸不畅，桐桐出现了夜间睡眠低氧血症（轻度）。

与此相类似的，还有小李的孩子宇宇。由于咽扁桃体肥大，他从5岁开始打鼾，直到8岁时，不断长大的咽扁桃体将后鼻孔完全堵塞，宇宇平时只能用嘴呼吸。"娃娃睡觉嘴巴张得很大，打鼾也大声，我就用手让他闭嘴"，小李说，"但后来娃娃喊我不要这样，他说他没法呼吸。"

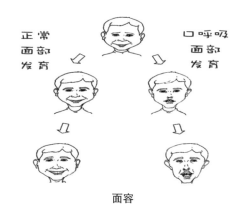

面容

危害：家长注意！儿童打鼾有猝死风险

四川大学华西第四医院耳鼻喉科主任、四川省医学会睡眠医学专委会主任委员张晓晴解释，打鼾会导致儿童出现"腺样体面容"，也就是俗话说的"痴呆面容"，即嘴唇过厚、下颌退缩、牙齿不齐、表情淡漠等，一般还伴有遗尿、梦游、夜惊等表现。"呼吸暂停最为严重的后果，就是引发猝死"，张晓晴说。并且儿童处于生长发育的关键时期，如果打鼾憋气导致缺氧，会阻碍大脑发育，造成注意力不集中、多动症、记忆力衰退，还会影响骨骼发育。

提醒：儿童打鼾可以治！出现这些症状应重视

张晓晴介绍，儿童打鼾的常见原因是扁桃体肥大、鼻甲肥大等，且不少孩子比较肥胖，颈部较短，本身就存在呼吸道不通的问题。

咽扁桃体，也就是腺样体，

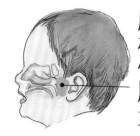

腺样体肥大

通常在婴儿出生后逐渐发育，6岁达到高峰，随后开始退化。但如果咽扁桃体异常肥大，或没有正常萎缩，就可能造成呼吸道阻塞，引发打鼾。

张晓晴提醒，当孩子睡觉时出现张口呼吸、睡眠姿势异常、反复惊醒等症状时，家长应引起重视，及时带孩子就诊。"如果物理治疗、药物治疗没有效果，可以考虑微创手术，这对儿童来说是可以接受的。"

（记者彭小雅，实习生冯蔚源）

打鼾会导致猝死吗？

打鼾者可能会在睡眠中猝死！

有调查数据显示，OSAHS人群猝死的概率高于普通人群。OSAHS已经悄悄地和肿瘤、心脏病、艾滋病等一起成为新一代的"健康杀手"。许多打鼾者都存在不同程度的上呼吸道狭窄，鼻中隔偏曲、双下鼻甲肥大、软腭松弛下垂、悬雍垂肥厚、舌体肥厚等，都会加重上呼吸道的阻塞程度，造成无论经鼻呼吸还是张口呼吸，气流通过上呼吸道进入肺部都非常困难，使得打鼾逐步加重，进而发展为OSAHS。人类的存活离不开氧气，而当肺部阻塞时，就易缺氧。缺氧是打鼾引起全身多种并发症的病理基础。在病情发展过程中，最开始的缺氧可能只是缓慢地对全身各个系统产生危害。当打鼾和呼吸暂停的症状明显加重后，夜晚睡觉时憋气的次数和时长都有所增加，缺氧的情况也逐渐严重。缺氧超过5分钟就会对大脑和全身多个重要器官产生不可逆的损害，所以当呼吸暂停达到足够的时长，就有可能导致脑损伤甚至猝死。

打鼾者妻子们的"血泪控诉"

四川大学华西第四医院睡眠呼吸疾病诊治中心曾收到一封署名为"打鼾者家属"的来信，信中充满了辛酸和无奈。全文如下：

尊敬的医生：

您好！我老公鼾声又大，脾气又坏！我备受煎熬，没法睡觉，已经到了崩溃的边缘！请帮帮我！

别人都说睡眠是"享受"，而我结婚20多年，每到睡觉时间就烦躁。不是半夜一点钟无奈爬起来，就是凌晨三点钟愤然推他；耳边不是一台收割机正在收割，就是一辆大汽车正在发动。哎！自打我俩结婚那天

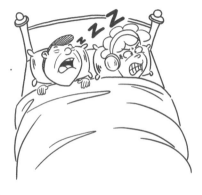

起，我就没有睡过一个安稳觉。整整忍受了20多年，煎熬了20多年！无数次当我忍无可忍地卷起铺盖，决心要躲到另外一间房子里去好好睡一觉的时候，老公却极为委屈地抱怨道："这是干吗呀，嫌弃我？讨了老婆还得抱着被子睡觉啊！"我顿时无语了，连忙用被子捂着头不想理他。他白天精神不好，有次给上司开车，居然睡着了撞上绿化带！谁还敢聘用他？只能让他"休息"了！我不厌其烦地拉他去医院看医生，可他总是不去，惹急了还耍赖，指天发誓说，他打鼾绝对没有我说的那么厉害，还说我没事找事。这就算了，更令我啼笑皆非的是，他竟然说，晚上打鼾的人不是他，而是我！晕啊，我快崩溃了！

我听到鼾声睡不着，听不到又担心，别人都过着幸福的生活，我这苦日子何时能到头？忍无可忍，好几次想着干脆离婚算了，但想着孩子，想着家庭，也就没离。跟这样的人在一起，睡也睡不着，有病还不治，我的幸福生活在哪里？

打鼾者家属

睡眠呼吸疾病诊治中心候诊大厅里其他女性同胞也纷纷"控诉"老公的"罪行"：

王女士：关于我老公打鼾这个问题我简直说一天也说不完，都可以写一本小说！这样说老公，绝不夸张！婚后我一直都是在这样隆隆的鼾声中熬过漫长夜晚的。如果说我老公只是单纯地打鼾，那我也许还可以容忍。可他，简直是在用喉咙吼叫，而且在连续打鼾的过程中频繁地憋气，令人毛骨悚然地呻吟，然后一声狂叫，鼾声便停下来，长吹一口大气。

李大姐：如果我的老公也像正常人一样，只是一般平稳单纯地打鼾的话，我是完全可以接受的。可他除了发出难听的鼾声还突然一下子就没声音了！半天也上不来一口气儿，谁知道他下一口气还能不能喘过来！尤其是他喝酒后更厉害，每逢这种时刻，我的心便揪了起来，提到喉咙，吓个半死！有次还拨打了120……

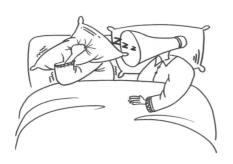

陈女士：我老公更不是一般的打鼾，那是一种从嘴巴里、喉咙里发出的混合声响，嘴里不时地吹泡泡。这些都不说，他还不断地"拉警报"！偶尔憋气还猛地坐起来，全身大汗，两眼圆睁，实在吓人！就这样反复折腾到天亮。更可气的是抽个烟都能睡着，把衣服全弄成大洞小洞，有次还烧着被子，引起火灾，惊动了119，差点把命都丢了！我终于忍无可忍，死拽活推地拉着他到了医院，请医生捉走他的"瞌睡虫"。

专家忠告：

连良好的睡眠都保证不了，何谈健康？何谈幸福？所以，我们奉劝打鼾者，打鼾是"隐形杀手"，为了自己和家人，请尽早就医，及时治疗。

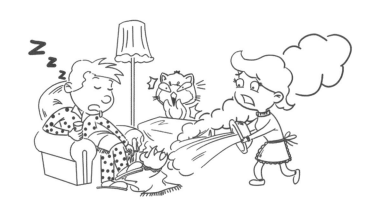

认识低氧血症

低氧血症，顾名思义就是血液里氧气不足，医学概念是血液中氧气含量低于正常水平，动脉血中氧分压低于同龄人的正常值下限，主要临床指标为血氧饱和度下降。

低氧血症的病因很多，如呼吸系统疾病导致肺换气功能障碍，中枢神经系统疾病等也会导致其发生。低氧血症是呼吸系统疾病中常见的危重病症，也是呼吸衰竭的临床表现。

引起低氧血症的常见原因：

（1）吸入的氧气不足：无法摄入足够的氧气，导致机体缺氧。还有一种情况是大气氧分压过低，如身处高原时。

（2）呼吸系统疾病：如气胸、肺部萎缩导致肺泡通气不足、换气功能障碍，造成呼吸功能障碍、肺泡弥散功能障碍、肺泡通气／血流比例失调等。

（3）先天性心脏病引起的静脉血流入动脉。

OSAHS导致的低氧血症的发病进程、严重程度和持续时间因人而异。OSAHS所造成的器官损伤和多种并发症基本上都与缺氧有关。晚上睡觉时，大脑对低氧血症造成的全身多个系统、器官的慢性缺氧最为敏感。睡眠中大脑得到的氧气不足所需，就无法进行充分的休息。一开始，低氧血症造成的大脑轻度缺氧往往使打鼾者有张口呼吸、口干、乏力、睡了不解乏的情况。如此发展下去，高血压、冠心病等疾病的发生风险增加。打鼾者逐渐会有憋气、胸闷、躁动不安、心烦意乱、容易疲劳、全身不适、易发脾气的情况。发展到重度低氧血症时，夜间睡眠中可能反复呼吸暂停，甚至憋醒，四肢躁动，大小便失禁，不知不觉地坐着睡。最严重时，可能发生心律失常、呼吸衰竭、睡眠中猝死。

治疗篇
How to Cure?

OSAHS并不可怕，因为它是可防可治的。经过十多年的探索与实践，我们已经建立起了一套较完善的OSAHS治疗体系——微创手术系统，成功治疗了海内外数万名患者。该治疗方法主要包括保守治疗和手术治疗。保守治疗又分为物理治疗、呼吸机治疗、使用辅助用具治疗和药物治疗等。手术方式包括微创手术和传统手术。值得注意的是，在长期治疗OSAHS患者尤其是重度OSAHS患者的实践中，我们逐渐摸索出了一套OSAHS的综合治疗方法，其在实践中不断得到检验和发展。事实证明，这种方法是行之有效的。下面，我们将以此方法为例为大家做详细的介绍。

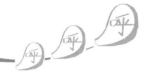

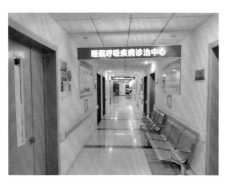
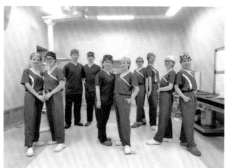

四川大学华西第四医院睡眠呼吸疾病诊治中心　　　　　OSAHS微创手术团队

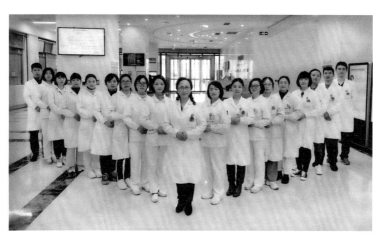

睡眠呼吸疾病诊治中心医疗团队

保守治疗

OSAHS的保守治疗包括物理治疗、呼吸机治疗、使用辅助用具治疗和药物治疗等。

1. 物理治疗

物理治疗包括利用微型压缩机喷药和半导体激光照射。

通过微型压缩机能够治疗鼻甲肥大，将治疗腭扁桃体和咽扁桃体肥大的药物准确地喷洒在患处，提高药物的利用率。

半导体激光照射原理和作用：

（1）快速消炎，能快速有效地控制儿童鼻炎引起的鼻甲肥大，减少常规治疗所需要的时间。

（2）改善局部血液循环，对于局部血液循环不佳引起的免疫力低下特别具有针对性。

（3）通过激活脑内的内啡肽系统和抑制神经系统的刺激传导有效止痛。

（4）促进组织修复，改善鼻黏膜糜烂等造成的鼻部通气障碍。

（5）生物调节，增强机体免疫功能。

半导体激光照射具有使用方便、疗效肯定、无痛、舒适、无副作用、安全可靠、绿色治疗、患儿易接受等特点，非常适用于打鼾儿童的治疗。

2. 呼吸机治疗

持续正压通气（CPAP）呼吸机是根据患者的需要帮助其进行呼吸的一种装置，一般具有无创伤、易携带、显效快等优点。其工作原理是利用空气泵将呼吸机和患者的面部通过一根连着塑料管的面罩相连，给予患者具有一定压力的空气，空气的最佳压力应该等于患者睡觉时呼吸道的阻力，二者刚好抵消，从而使上呼吸道狭窄和塌陷的部分扩大，上呼吸道持续开放，改善通气状况。持续正压通气的主要对象不是无法进行自主呼吸的人群，而是因为上呼吸道狭窄出现打鼾和呼吸暂停的患者。

CPAP治疗可以使夜间睡眠时相对狭窄和塌陷的上呼吸道形成一个气态支架，开放呼吸道，还能提高上呼吸道肌肉的张力，增加肺活量，使肺部能够接触到足够的空气，从而改善缺氧的状况。有证据显示，打鼾和呼吸暂停的患者经过一段时间正规的CPAP治疗，夜间睡眠时呼吸暂停和低氧血症都得到了极大的改善，从而使血压升高、心律失常等症状得到有效的缓解。曾

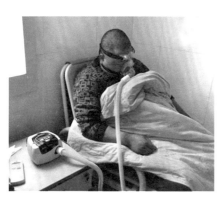

特殊患者的治疗（患者一般取仰卧位或侧卧位接受CPAP治疗，图中是重度OSAHS患者，病情严重，不能平卧，只能坐着治疗）

有医疗机构在患者进行CPAP治疗的同时进行多导睡眠监测，结果提示，经过CPAP治疗的患者当天晚上的AHI大都降至轻度甚至正常范围，呼吸暂停次数的改善在90%以上。CPAP治疗特别适合中、重度的OSAHS患者，尤其是经手术等其他方法治疗失败的患者。而CPAP治疗是通过开放呼吸道，提高呼吸道肌肉的张力来治疗，不会导致依赖性。通过治疗，患者打鼾和缺氧状况有所好转，再加上锻炼、降低体重等措施，自身可以维持呼吸道的开放后即可不再进行CPAP治疗。

CPAP治疗的禁忌证：①气胸与纵隔积气；②大量胸膜腔积液；③肺大疱；④急性心肌梗死伴心功能不全。但气胸、支气管胸膜瘘、急性心肌梗死、心功能不全者，必要时可使用高频通气。长期使用CPAP治疗的患者，因个人体质不同，少数可能出现鼻腔阻塞或干燥、鼻周皮肤过敏发红等。

3. 使用辅助用具治疗

（1）口腔矫正器：口腔矫正器是在口腔里佩戴，类似于拳击比赛中运动员的防护牙套，可以让下颌向前，固定住下颌的位置，防止舌根和软组织下垂，使呼吸道畅通。

轻度打鼾，睡觉时张口呼吸，舌根部软组织塌陷、堵塞，下颌后移或者过小的患者，特别适合佩戴口腔矫正器。其优点是简捷方便，副作用小，还能根据个人口腔情况定制。

口腔矫正器不适合严重鼻塞、扁桃体肥大、悬雍垂过度肥厚者使用。18岁以下处于生长发育阶段的儿童，其面部尚未发育成熟，定做的口腔矫正器很快就不能再使用，容易造成浪费，故宜慎重选用。

（2）鼻咽通气管：鼻咽通气管是在鼻腔内放置的通气管，

是用导管绕过阻塞的部位以维持睡眠时的正常通气，减少呼吸暂停的发生，从而改善OSAHS症状。

轻度OSAHS患者借助器械治疗可以取得一定的效果，如果能够耐受，可以避免手术治疗。但其也有一定的局限性，佩戴这些器械往往伴随一些不适感，甚至可能引起损伤，所以许多患者不愿意接受这种治疗。

4. 药物治疗

可以口服一些中成药调整鼻腔和咽腔的功能，改善鼻塞症状和减轻咽部异物感；还可以使用一些外用药，如生理性海水鼻腔护理喷雾，用于缓解鼻腔干燥、鼻塞、鼻痒、流涕、鼻出血等鼻腔不适症状，也可以用于鼻腔微创手术后伤口表面的清洗和鼻腔的日常卫生护理。

麻黄碱是一种血管收缩剂，可通过喷雾作用于鼻腔，减轻鼻甲肿胀和鼻塞症状，从而改善通气状况。但是，这种药物不宜多用，因为反复或长期使用容易引起药物性鼻炎，加重鼻腔干燥和鼻塞症状，需在医生的指导下谨慎使用。儿童使用血管收缩剂需要减低浓度，婴儿禁用血管收缩剂。

但是，上呼吸道塌陷和阻塞是打鼾和呼吸暂停发生的根本原因，所以药物在减轻打鼾、憋气等症状方面所起的作用有限。对于中、重度OSAHS患者，药物治疗只作为一种辅助手段，主要还是CPAP治疗和手术治疗。

微创手术系统

1. 概述

微创手术系统包括射频电波刀、低温等离子刀和软腭支架植入等。手术包括双下鼻甲减容术、腭咽成形术、软腭减容术、悬雍垂减容术、悬雍垂截断术、舌根减容术、扁桃体减容术和软腭支架植入术等。

其中，射频电波刀和低温等离子刀使用最为广泛，两者可结合使用，优势互补，在消融及切割方面达到更好的效果。其适用于OSAHS患者，尤其在治疗重度OSAHS患者方面具有绝对优势——止血功能好，副作用小，安全、高效，可最大限度地避免重度OSAHS患者缺氧所引发的手术风险。

（1）射频电波刀：射频电波效应原理是等离子振荡。采用调制的4.0兆赫兹射频电波，由不同形状的发射极定向发出；目标组织内的水分子在电波作用下可瞬间高速振荡升温汽化，引起细胞破裂蒸发，实现切割、止血、混切、电灼、消融等功能。射频电波刀广泛应用于OSAHS患者的治疗。手术并不完全切除具有生理功能的扁桃体，仅在组织内打孔，使之缩小。术后软组织脱落，可减少炎症的发生。其具有手术创口小、护理简单等优点，且一般不影响患者

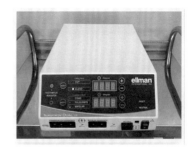

射频电波刀设备

的工作和生活。

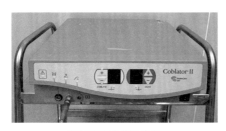

低温等离子消融设备

（2）低温等离子刀：低温等离子消融术是利用一定频率的电能激发介质产生等离子，其中带电粒子可打断有机组织的分子键，使分子之间定点消融，缩小组织体积。其具有切割、消融、快速止血的功能。低温等离子刀广泛应用于扁桃体、悬雍垂、鼻甲等消融手术。

利用释放的等离子，能对鼻咽部软组织进行低温消融，扩大咽腔和鼻腔的体积。这种手术采用的是探针式黏膜下打隧道技术，在保持组织结构完整的基础上不影响各个部位的生理功能。该手术可在门诊操作，安全便捷。术后患者可很快恢复正常生活。

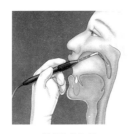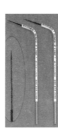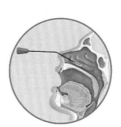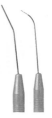

软腭减容术　　　电极　　　鼻甲减容术　　等离子刀头

（3）软腭支架植入：软腭支架植入广泛用于减轻OSAHS患者打鼾的程度，具有手术伤口小、疼痛轻微、术后患者恢复快、护理简单等优点。该手术持续时间较短，可在10分钟左右完成软腭支架植入；通过将3根聚酯纤维性柱状物植于软腭内，达到硬化软腭、减少振动的目的；适合软腭长于25毫米的OSAHS患者。

（4）二氧化碳激光辅助悬雍垂腭咽成形术：适用于轻度OSAHS患者的悬雍垂肥厚、低垂，咽侧索肥大，舌扁桃体肥大，软腭低垂等，可在门诊局麻进行。目前OSAHS激光手术已广泛应用于临床。

2. 优势

（1）低温控制，避免创面炭化及深层组织灼伤。切口精细，热损伤范围一般小于15微米，是真正的微创。

（2）黏膜下打孔，最大限度地保持了黏膜的生理功能。

（3）具有强大的软组织切割功能。无电流通过人体，安全性高。

（4）高效减容、微创消融打孔术，可达到即时与迟后的组织减容效果。

（5）手术快捷，出血少，疼痛轻微，术后护理简单，可在门诊进行。

（6）有效避免了多种并发症的发生。

概括而言，微创手术系统强调结构、功能与症状的关系，可重塑咽腔的自然结构，保留基本条件，为患者在未来接受更新技术的治疗提供物质基础；手术热损伤范围一般小于15微米，最大限度地保留了各组织的生理功能；手术精细安全，减少了副作用及并发症的发生。

3. 适应证和禁忌证

（1）适应证：

①鼻甲肥大、扁桃体肥大；

②黏膜组织肥厚致咽腔狭小；

③悬雍垂肥大或过长；

④软腭下垂、过低、过长；

⑤舌体肥厚。

（2）禁忌证：

①急性上呼吸道感染发作后不到2周；

②合并常规手术禁忌证、瘢痕体质；

③严重心脑血管疾病。

其他手术

1. 手术类型

（1）悬雍垂腭咽成形术（UPPP）：利用传统手术模式，在全身麻醉（简称"全麻"）状态下，通过切割软腭、悬雍垂等组织扩大咽腔，改善通气和阻塞状况，可在一定程度上减轻打鼾症状。这种手术有一定的危险性，也可能引起严重的并发症，如术后早期有短暂性腭咽闭合不全、

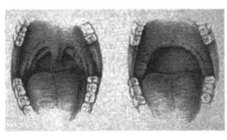

UPPP前　　　　UPPP后

术后迟发性出血、伤口感染裂开；术后晚期有软腭瘢痕形成、鼻咽狭窄闭缩、开放式鼻音、永久性腭咽闭合不全造成的鼻腔

反流、咽喉部异物感、味觉改变、舌麻木等。伴有病态肥胖，咽腔过度狭窄，严重的心脏、肺和脑部并发症的重度OSAHS患者，在进行UPPP前应进行预防性气管切开术，以防止意外发生。

（2）保留悬雍垂腭咽成形术（H-UPPP）：又称改良悬雍垂腭咽成形术。该手术的特点是解剖腭帆间隙，在剔除其内脂肪组织的基础上开放此间隙，完整保留悬雍垂及软腭重要肌肉组织和表面黏膜。其优点是完整保留咽腔的基本生理结构，有效扩大咽腔，恢复咽腔功能，消除阻塞症状，增强UPPP疗效，很大程度上避免术后并发症的发生。

（3）扁桃体切除术：是指在全麻状态下，利用传统手术刀将肥大的腭扁桃体和（或）咽扁桃体切除。一般适用于青春期前有扁桃体肥大的儿童患者。如果患者病情过于严重，尤其是睡眠时憋气严重，可以考虑采用此手术。

（4）气管切开术：是治疗重度OSAHS患者的初始方法。其是在颈部正中切开一个可直接进入呼吸道的孔道，让气流完全不经过上呼吸道到达肺部，在急救的情况下常常使用。从理论上来说，气管切开术可以成功治疗所有的OSAHS患者。但是，该手术可能引起肺部感染等并发症，需要特殊护理，还会影响外观、生活质量和语言能力等，不作为常规手术使用。CPAP治疗几乎替代了气管切开术。

（5）双颌前徙、颏前徙和舌骨前徙术：可使上下颌骨前移，让上呼吸道畅通，改善患者呼吸状况。重度肥胖、高龄和伴随其他系统器官疾病者需谨慎选择。

（6）颏骨肌前徙、舌骨悬吊术：可使颏棘连同颏舌肌一起前移，增加颏舌肌紧张度和张力，使舌根被牵引向前，从而扩大舌咽水平的呼吸道间隙。

（7）小颌畸形矫正术、下颌骨前移术：采用正颌的方法，用锯水平切开颏部骨头，将其前移至合适位置后用小螺丝钉或钢丝重新固定，以达到扩张咽腔和上呼吸道的目的。

2. 手术方式的选择

手术方式的选择如下：

手术方式的选择

手术方式	阻塞部位	阻塞特点
鼻甲减容术	鼻、鼻咽	鼻甲肥大
软腭减容术	口咽	软腭松弛、下垂、肥厚
悬雍垂截断术		悬雍垂肥厚、过长
扁桃体减容术		扁桃体肥大
腭咽成形术		腭弓皱襞和咽侧索肥厚
舌根减容术	口咽舌后区	舌根肥厚、后坠

行为治疗

除了上述临床疗法，改善生活方式和饮食习惯，加强锻炼、戒烟、戒酒，减轻体重，避免过度劳累，保持愉快的心情等也是治疗打鼾的重要手段。

无论是良性打鼾还是恶性打鼾，都要仔细观察，高度重视。良性打鼾者必须积极改善不良的睡眠习惯，避免打鼾加重，转化为恶性打鼾。

具体要注意以下几方面：①正确使用枕头；②注意睡眠姿势，仰卧或俯卧时松弛的肌肉容易堵住呼吸道；③白天不要太疲劳，睡前不要饮酒；④睡前不宜情绪激动；⑤晚饭少吃点，多吃水果、蔬菜，控制体重。

心理治疗

OSAHS患者因为睡眠质量不好，常脾气暴躁、没有耐心，甚至产生严重的心理问题。夫妻因为打鼾失和、分居甚至离婚的事件不时出现，由嗜睡引发的火灾和交通事故也时有发生，给家庭和社会带来了一定的负面影响。作为患者的家人和朋友，应该多理解、关爱他们，在日常生活中多沟通、多交流，让他们对疾病有一个正确的认识和态度，养成良好的生活习惯，积极去医院检查和治疗。

中医治疗

按摩一些穴位，如中脘穴、天枢穴、丰隆穴、阴陵泉穴、神门穴等，能够增强预防和治疗打鼾的效果。

中脘穴位于肚脐正上方4寸处，能够帮助治疗咳嗽、哮喘以及脾虚引起的痰多等。位于腹中部离肚脐左右2寸处的天枢穴，属于胃经，能够帮助调理胃肠、补虚化湿。丰隆穴位于小腿外侧，外踝尖上8寸处。阴陵泉穴位于小腿内侧，胫骨内侧髁后下方凹陷处，能够帮助调理胃和脾、除湿，有显著的祛痰、止咳的疗效。

按压神门穴能够帮助镇定安神，中医常常用来治疗心慌、心悸和失眠。神门穴位于手腕部，手腕关节手掌侧，尺侧腕屈肌腱的桡侧凹陷处。

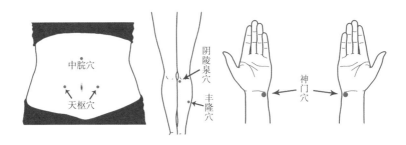

OSAHS的综合治疗

有许多肥胖的重度OSAHS患者到医院就诊。其中，相当一部分患者的BMI达到35以上。这类患者往往夜间血氧饱和度较低，呼吸暂停及低通气情况严重。这导致睡眠中窒息及多种并发症发生的风险较高。而且，这些患者多数存在上呼吸道多平面狭窄，病情复杂、严重。这时，单一的治疗方案往往不能达到令人满意的效果。针对这类患者，我们通常采用综合治疗方法。

所谓综合治疗，就是根据患者的病情需要，同时运用微创手术、CPAP治疗、物理治疗、药物治疗等方法对患者进行治疗和干预，以达到更好的疗效。在重度OSAHS患者的治疗实践中，我们发现综合治疗是一套行之有效的方法，并且在临床实践中不断地发展完善。

OSAHS患儿的治疗

儿童打鼾与成人打鼾有很大的区别，在发病原因、症状、对身体的影响及治疗方法等方面都有所差异。大多数儿童的症状主要是睡眠时呼噜声较响、张口呼吸。12岁以下儿童打鼾大多是由扁桃体肥大造成的。打鼾对儿童的影响主要表现在生长发育（如身高、体重等）以及学习记忆方面。儿童处于生长发育的关键时期，针对OSAHS患儿的治疗方法主要有以下几种。

1. 手术治疗

儿童打鼾多是由于双下鼻甲肥大造成鼻腔堵塞、腭扁桃体肥大和咽扁桃体肥大，致使咽腔堵塞。

当患儿双下鼻甲肥大严重影响鼻通气，保守治疗效果不好时，可采用低温等离子刀或射频电波刀进行下鼻甲减容术。这是有效的手术方式之一，但是对低龄儿童应谨慎使用。

儿童正处于生长发育的关键时期，对缺氧是非常敏感的。对于腭扁桃体肥大和咽扁桃体肥大导致严重缺氧的患儿，腭扁桃体和咽扁桃体的切除非常必要。改善缺氧的状况可以避免缺氧对大脑发育和骨骼发育的影响。此外，咽扁桃体肥大还可导致儿童颌面部畸形，使儿童出现腺样体面容；抑制儿童骨骼和脑细胞发育，造成身材矮小、智力发育迟缓；导致儿童易患分泌性中耳炎、鼻炎、鼻窦炎等。当咽扁桃体厚度（A）与鼻咽腔前后径（N）之比达到0.71时，考虑病理性咽扁桃体肥大，应尽早进行手术治疗。这里所说的手术指的是全麻状态下的手术，也是现今大多数儿童选择的手术方式。这种全麻手术有一定的风险，而且扁桃体的全切术并不提倡，因为扁桃体是一种淋巴组织。现在可以选择局麻下的扁桃体消融术，采用低温等离子、射频电波等先进技术，将增厚肥大的扁桃体气化消融，开放呼吸道，术后恢复过程中随着组织水肿减轻，疗效还会逐渐提高；整个手术过程中患者保持清醒，麻醉风险小，手术时间短，疼痛轻，创面小，愈合快，易护理。其既解决了咽腔的狭窄问题，对患儿的损害也比全麻手术要小很多。但是，这种局麻手术需要患儿的配合，年龄较大、自控力强、可以配合医生完成微创手术的儿童可以选择该方式；而年纪较小的儿童由于自控能力差，一般不能很好地配合医生完成此类手术，过于严重时往往还是需要进行传统的全麻手术。

另外，临床检查发现，一般OSAHS患儿的软腭和悬雍垂无松弛、肥厚，因此腭咽成形术一般不适用于儿童OSAHS的治疗。

2. 局部保守治疗

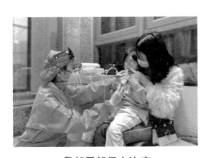

鼻部局部保守治疗

对于只有打鼾，不伴有呼吸暂停、白天嗜睡等症状，经过多导睡眠监测不能诊断为OSAHS，或者夜间打鼾有呼吸暂停但不严重的OSAHS患儿，可以采取鼻咽部局部保守治疗，如半导体激光照射治疗、雾化吸入、微型压缩机喷药等。鼻咽部的局部保守治疗可减轻炎症反应，消炎消肿，改善通气情况，从而达到治疗目的。

对于患有鼻炎、鼻窦炎的儿童，由于其鼻腔、鼻窦发育不成熟，建议选择副作用小、疗效确切的半导体激光进行局部照射治疗，避免长期使用抗生素等药物。

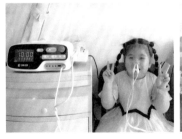
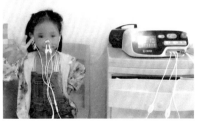

半导体激光照射治疗

3. 持续正压通气治疗

让患儿夜间睡觉时佩戴治疗仪，以便持续将空气送入患儿的呼吸道，保障患儿的通气量充足，改善患儿因呼吸道不畅出现的呼吸暂停、缺氧等，减轻缺氧对患儿身体器官的损害和对生长发育的不良影响，适合病情较重且无法配合局麻手术的儿童。

4. 口腔矫正器治疗

儿童时期是口颌系统形态与功能形成的关键时期。患儿打鼾、张口呼吸会引起颌面部发育畸形，导致腺样体面容，而早期佩戴口腔矫正器可促进下颌骨的生长，帮助颌面部正常发育。

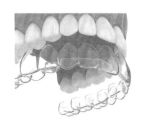

5. 药物治疗

对于轻、中度OSAHS患儿，结合下鼻甲、咽扁桃体及腭扁桃体评估情况，推荐鼻用糖皮质激素、孟鲁司特钠，口服治疗鼻部、咽部炎症的中成药以降低睡眠呼吸疾病的危害和减轻上呼吸道炎症反应，促进局部组织消炎消肿，改善通气情况，并定期随诊评估药物疗效和可能出现的不良反应。

6. 行为治疗

也可以通过减轻体重、调整饮食、增加运动量、纠正睡眠姿势和不良生活习惯等方法进行治疗。

当OSAHS患者遇上COVID-19

新型冠状病毒肺炎（Corona Virus Disease 2019，COVID-19），简称"新冠肺炎"，是指新型冠状病毒感染导致的肺炎，以发热、乏力、干咳为主要表现，鼻塞、流涕等上呼吸道症状少见，有些会出现低氧状态。重症患者多在发病一周后出现呼吸困难和低氧血症，严重者可快速进展为急性呼吸窘迫综合征、脓毒症休克、难以纠正的代谢性酸中毒和出凝血功能障碍等。

COVID-19与OSAHS在症状上有很多相似之处，但又有所不同，具体如下：

COVID-19与OSAHS对比结果

临床表现	COVID-19	OSAHS
发热	多有	一般无
干咳	常有	有
乏力	常有	常有
嗅觉、味觉减退	大多数有	少数有
鼻塞	少数有	一般有

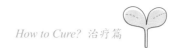

临床表现	COVID-19	OSAHS
流涕	少数有	合并鼻炎的OSAHS患者常有
咽痛	一般有	多数晨起有
结膜炎	一部分早期患者表现为结膜炎	一般无
肌痛	一部分早期患者表现为肌痛	可有
腹泻	一部分早期患者表现为腹泻	一般无
呼吸	重症患者多在发病一周后出现呼吸困难	睡眠呼吸暂停、憋气
低氧血症	重症患者多在发病一周后出现	多数有

　　OSAHS患者可能是COVID-19易感人群之一，尤其是合并基础疾病的重度OSAHS患者，罹患COVID-19后，更容易出现呼吸衰竭。对于明确诊断为OSAHS并坚持CPAP治疗的COVID-19患者，可能需要调整呼吸支持模式和滴定压力，Bi-PAP模式是首选；对于没有经过诊疗的OSAHS合并COVID-19患者，诊断时不主张使用多导睡眠监测手段，可考虑便携式初筛设备或直接使用Bi-PAP模式进行呼吸支持辅助治疗。

　　中度、重度OSAHS患者本身存在上呼吸道阻塞（多合并有肺、心、脑等多器官损害）时，遇到COVID-19，病死率可能增加。

　　疫情当下，OSAHS患者应比普通人群更加重视自身防护，提高免疫力，关注睡眠质量。

临床案例1

肥胖OSAHS患者童先生术后病情明显改善

童先生，男，34岁，病态肥胖，做双下鼻甲减容术、软腭减容术、腭咽成形术、悬雍垂截断术、舌根减容术、扁桃体减容术。复诊时间为术后2年4个月。术前、术后比较结果见下表：

术前、术后比较结果

	BMI（kg/m²）	AHI（次/小时）	ESS（分）	身高（cm）	体重（kg）
术前	31.14	82.730	15	170	90
术后	25.60	5.654	2	170	74

术后夜间睡眠过程中不再打鼾、无呼吸暂停，白天无嗜睡感。

临床案例2

OSAHS患儿超超术后基本痊愈

超超，男，11岁，打鼾伴偶尔睡眠呼吸暂停4年。体格检查：双侧扁桃体4级肥大。多导睡眠监测：中度阻塞性睡眠呼吸暂停低通气综合征，伴有夜间睡眠重度低氧血症。在局麻下做双侧扁桃体减容术。

术后复查：患儿咽腔明显扩大，双侧扁桃体明显缩小。

患儿自述：呼吸通畅，晚上睡觉香，白天精神状态好。

家长反映：孩子打鼾声音明显减小，睡眠中未再发生呼吸暂停。

手术成功案例1

午夜惊梦

（摘自《央视国际》，2004年6月24日，有改动）

前言

四川省南充市郊有几家村民，在半夜里，常常能听到有人发出一种非常奇怪的叫声。在夜深人静的时候，村民们听到那种叫声，还真有点毛骨悚然。那么，村子里面到底发生了什么事呢？

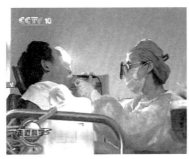 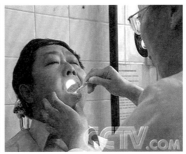

微创手术　　　　　　　　　　　术后观察

午夜惊梦原是鼾声作怪

（1）那一声声令人心悸的奇怪叫声在深夜中反复出现，引起了村民们的各种猜测和议论。

　　傍晚，村民们正在采摘新鲜蔬菜，预备着清晨运到早市上出售；放学的孩子们在街边玩耍着，等着吃晚饭，整个村庄显得非常安逸。渐渐地村庄进入了梦乡，然而，在这宁静的气氛中，似乎有什么事情将要发生。

　　凌晨2点左右，黑夜中突然传出了一声奇怪的叫声，大约20分钟以后，又传出了一声同样的叫声——在寂静的夜里，这叫声令人毛骨悚然。很多村民晚上起来的时候，都听到过这一声声惨叫，而且声音越来越长，越来越吃力，整个村子被恐惧笼罩着。

　　这叫声究竟是从哪里发出的呢？很快人们把目光集中在了一栋三层的小楼上，这里住着一对中年夫妇。村民们确定，那一声声凄厉的吼叫声就是从这房子中发出的。难道他们家中发生了什么可怕的事情吗？

　　然而，在白天，住在这所房子的仁清水夫妇俩的生活十分平静，他们一起下地，侍弄田里的蔬菜，然后回家照应着在家里开的一间不大的小杂货店。看上去并不像是发生了什么事情的样子。

　　（2）原来，那令村里人感到奇怪凄惨的叫声，是仁清水在晚上睡梦中发出的。

　　仁妻说，仁清水晚上睡觉总是憋气，一口气喘不上来就大吼一声。仁清水半夜的吼叫声，令他的妻子感到非常担心。开始那两天，仁妻以为仁清水在外边遇到了什么事，晚上总是做噩梦。可是一连几天都是这样，仁妻觉得事情可能不会是这么简单了。而且每到这个时候仁清水的嘴唇和脸都发紫。

　　一种不祥的预感出现在仁妻的心里，因为她听别人说，嘴唇发紫的人，心脏都有问题。仁清水今年才刚满47岁，平时夫妇俩的感情非常融洽，他们可爱的女儿还有一年就要大学毕业了，这个时候仁清水突然得了这样一个奇怪的病，无疑给他们的生活罩上了一层可怕的阴影。

仁清水在妻子的陪同下来到了市医院进行检查。在医院，医生对仁清水的心脏做了检查，但是，检查的结果却出乎他们的意料，都说心脏没问题。医生怀疑是脑部的问题，于是，又对仁清水大脑做了详细的检查，结果还是一样：正常。

这让仁清水夫妇俩感到有些迷惑。仁清水的身上明明是出了毛病，可问题就是不知道出在哪了？仁妻开始四处打听能为仁清水治病的地方。

仁清水的病让他的家人十分担心，远在成都的姐姐知道后也十分忧虑，催促他们到成都的医院好好检查检查。3月初，仁清水夫妇俩来到成都寻求治疗。

（3）在睡眠监测的7小时中，仁清水呼吸暂停了244次，发出过12次可怕的吼叫声。

仁清水夫妇俩来到了四川大学华西第四医院睡眠呼吸疾病诊治中心，张晓晴医生给仁清水做了详细的检查。经过检查发现，仁清水的咽腔，也就是说嗓子，软组织堆积得比较严重，嗓子上面的组织过度肥厚、下垂，"小舌头"也肥厚，长得比正常人要大。他的"小舌头"和上面组织之间，还有一些正常人没有的膜。

为了进一步了解仁清水的睡眠情况，医生安排当天晚上给他做睡眠监测。晚上10点，仁清水来到了睡眠监测室，准备做睡眠监测。医生把监测用的电极一个个地粘在他的身上，分别监测他的呼吸、脉搏等多项指标，从而了解他的睡眠状态，然后进行分析。慢慢地仁清水进入了梦乡。而各项监测指标也在不断地变化着。

在睡眠监测的7小时中，仪器记录下了仁清水呼吸暂停244次，最长的一次呼吸暂停有1分29秒。发出过12次可怕的吼叫声。仁清水睡觉的时候呼吸不畅，才会发出午夜惊梦的吼叫声。

张晓晴解释，仁清水在睡眠中发出吼叫，目的是让空气能够进入他的肺部。这是他的一个自救功能。有些患者不叫，最终在睡眠中呼吸暂停，随着呼吸暂停，心脑缺氧，最后猝死。

（4）仁清水每天晚上的叫声是由他得的睡眠呼吸暂停综合征引起的。

医生确定仁清水得的是重度睡眠呼吸暂停综合征。睡眠呼吸暂停综合征（SAS）是以睡眠中呼吸反复停顿为特征的一组综合征，在肥胖者中打鼾更为多见；轻则扰乱他人安宁，重则出现阻塞性呼吸暂停。

仁清水从19岁开始，睡觉就打呼噜。随着身体发胖，呼噜也越来越厉害。从3年前开始，晚上就经常憋气，然后发出吼叫声。仁清水的病情比较严重，药物已经起不到什么治疗效果了。按照传统的治疗方法可以在他的脖子上开个孔，做一次气管再造手术。这样可以确保他不再受呼吸障碍的困扰。

但是仁清水夫妇俩都无法接受永远在气管上面插根管子。经过再三考虑，仁清水决定放弃这个治疗方法。那么，除了开刀手术还有没有别的可以缓解他呼吸暂停的方法呢？

张晓晴建议仁清水保守治疗，戴个呼吸机，但是他的下鼻甲肥大，即便戴上呼吸机，效果也不好。听到这个消息，顿时感到他的希望再次破灭了。

回到家，仁清水从早到晚都是迷迷糊糊的，白天不住地打盹、瞌睡，而到了晚上，他又不断地被一次次的呼吸暂停困扰着。全家人都被疾病的阴云笼罩着，没有了欢乐。

（5）医生尝试对仁清水咽喉和鼻腔中肥厚的组织进行"瘦身"处理。

在成都，张医生也一直牵挂着仁清水的病情。在仁清水来医院检查的时候，他们正在尝试用一种新方法治疗这种鼾症。这种方法就是对患者的咽喉和鼻腔中肥厚的组织进行"瘦身"处理，为一些病情较轻的患者治疗，效果比较明显。

由于仁清水嗓子已经被增生的"肉"堵得非常小了，只能通过一个蚕豆，做这种手术怕发生水肿，发生窒息，患者可能发生意外。这是四川大学华西第四医院睡眠呼吸疾病诊治中心见到的病情最重的一例，因此，医院没有贸然做出治疗的决定。

那么，能不能采取什么措施，降低可能发生危险的概率呢？针对仁清水的病情，医生们进行了一番认真讨论，制订出了周密的治疗方案，把手术分为3次。

4月23日，仁清水再次来到了成都，准备接受第一次治疗。为防止手术中患者发生窒息，医生准备了呼吸机，随时保证呼吸正常。第一次鼻腔手术很顺利，患者反应也不大。做完手术后的第二天清晨，医生将塞在仁清水鼻子中的棉球抽了出来，当时仁清水就感觉到，好像一股很大的气流往气管里流，很舒服。他已经有三四年没有这种感觉了。

这一次手术的成功，给医生和患者都增加了很大的信心，2天后，医院又安排了第二次手术，这次手术是要对患者嗓子上方的软腭做消融术，也就是去掉患者嗓子中"小舌头"边上长出来的膜，扩大嗓子的空间。

3天后，仁清水又做了第三次手术。

这3次手术，彻底解决了仁清水睡眠呼吸障碍的问题。如今，困扰仁清水多年的睡眠问题终于解决了，仁妻的脸上又重新露出了笑容。

（编辑戴昕）

手术成功案例2

一千零一夜他夜夜呼吸暂停

（摘自《天府早报》，2004年3月20日，有改动）

一晚上呼吸暂停达240多次，每隔三四分钟便被憋醒，弄得妻子3年来没睡过好觉。

在邻居眼中，49岁的何清泉家里一到深夜就会传出阵阵凄厉的"吼声"；在妻子眼中，丈夫一晚上十余次吼声，让她夜夜难眠；在何清泉自己心中，3年来，他晚上每隔三四分钟就被憋醒……

这一切，都是因为何清泉患了睡眠呼吸暂停综合征，昨日，经过手术，何清泉一家的"遭遇"终于得到了改善。

每晚"停止呼吸"200多次

每天晚上，何清泉的呼噜声都会"响声震天"，这样的日子持续了3年。日前，何清泉被送到了四川大学华西第四医院，找到了睡眠专家张晓晴博士。

"他的咽腔软组织堆积，空间已经非常狭小，所以睡觉时经常闭气。"经睡眠监测，专家发现，一晚上何清泉的呼吸暂停次数已经达到了非常少见的240余次！"这相当于患者每天晚上每隔三四分钟就被憋醒一次，然后再睡，再被憋醒，整夜反

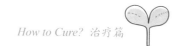

反复复。"张晓晴博士说。

张晓晴博士对何清泉进行了2次手术，终于彻底解决了他的问题。

3年了，她终于能睡个好觉

"这3年来，我从来没有好好地睡过一觉，就怕他一睡不醒。"何清泉的妻子林大姐说，"每隔两三分钟，他就开始呼呼作响，我也就被吵醒了。"夫妻俩结婚24年来很少吵架，但为了这事，两人没少埋怨过。

"现在好了，他呼吸通畅了，我也可以睡个安稳觉了。"林大姐高兴地说。

（记者宋林风）

手术成功案例3

白领人士患鼾症治疗后一个月瘦14斤

（摘自《华西都市报》，2011年3月21日，有改动）

今年2月以来，四川大学华西第四医院睡眠呼吸疾病诊治中心先后接诊了数名公司高管，他们都有同样的烦恼——白天打瞌睡，晚上睡不好。

让张晓晴印象深刻的，是北京一公司的中层领导刘某，他今年47岁，体型偏胖。

刘某告诉张晓晴，他最近一年来经常感觉疲倦，尤其是白天，随时都会打哈欠，这让他在讲话或向领导汇报工作时很尴尬。更麻烦的是，因为白天常打瞌睡，他连车也不敢开，生怕一走神出意外。加上常年应酬没时间锻炼，让本身就承受很大工作压力的他不堪重负。

在中心做了睡眠监测后，数据显示，刘某患上了睡眠呼吸暂停综合征，需要进行微创手术。

几天前，接受完治疗返回北京的刘某给张晓晴教授打来电话，说他已经瘦了14斤。"我没有减肥，只是正常饮食、让作息时间更有规律，现在感觉整个人精神多了。"

张晓晴说，不少企业管理人员因为应酬多、饮食不规律、锻炼少，中年后容易发福，加之肥胖和呼吸暂停综合征似如影随形的"孪生兄弟"，体型一偏胖，睡眠就容易出问题。

她建议，一旦发现自己和身边亲友有白天精神不好，特别容易疲倦、打瞌睡甚至嗜睡，晚上打鼾，睡眠中憋气的现象，就要及时到医院检查。特别是体型偏胖的人，他们是鼾症的高危人群。

（记者罗琴）

手术成功案例 4

打25个洞逗出瞌睡虫

（摘自《成都商报》，2003年1月21日，有改动）

除了睡觉还是睡觉，都江堰54岁的张华（化名）一天24小时的主要内容就是睡觉。最近张华"酷爱"睡觉的毛病已发展到了威胁生命的地步，四川大学华西第四医院的医生打算分4次手术，用25个小孔对他进行治疗。

张华打鼾已有四五年。据其妻介绍，吃饭时张华手里的碗只要稍微捧得久一点，他就会睡着，常吃着吃着，"啪"，碗摔在地上，把他惊醒。几年来家里就有不少的碗落了个这样的结局。为了避免上厕所时打瞌睡摔倒，张华把孙子的游戏机拿来"聚精会神"。由于不分场合地打瞌睡，张华还得罪了不少邻居和同事。打麻将时间稍微久一点他就会睡着，趴在桌上"哗啦"一下把桌子推倒，搞得大家十分扫兴；单位开会，领导在上头讲话，他在下面鼾声如雷，唱起了"对台戏"。

夜里，张华一睡着便是家人们最担心的时间：他经常被憋醒！妻子不敢睡，只能在一旁守着，只要一看到他憋得嘴唇发紫，四肢抽搐，手脚乱动，就赶紧让他翻身或者把他推醒。

1月10日，张华住进了四川大学华西第四医院睡眠呼吸疾病诊治中心。经张晓晴博士诊断，他患上了"睡眠呼吸暂停综合征"。张华的鼻甲肥大，只有很小的缝隙可供气流通过，而且舌根非常肥厚，导致咽腔格外狭窄，如果不治疗，有可能因脑部缺氧导致老年痴呆，或者患上心脑血管疾病。

由于张华气道堵塞太严重了，手术风险很大，张晓晴博士担心手术伤口发生水肿。如果把进出气的通道给堵死了，患者就会死亡。于是手术必须分成4次完成，13日，医生使用等离子刀在患者肥大的鼻甲上打了3个孔，进行鼻甲减容手术；16日上午，医生在患者的软腭上切割，然后在上面打11个孔，另外在悬雍垂也打了3个孔。目前，张华接受了两次手术，脸色已经红润。第三次手术，医生打算在他的舌根上打8个孔。算下来医生可能要在张华进出气的通道上打25个孔，然后再视其恢复情况决定第四次手术的方案。

（记者刘瑶）

手术成功案例5

30年才知道原来可以这样呼吸！

（摘自四川大学华西第四医院官网，有改动）

"父母给了我生命，张教授及团队给了我自然的呼吸！"

——OSAHS微创手术患者莫先生的心声

病情描述

莫先生，男，30岁，反复鼻塞10年、打鼾8年，他说自己感觉整个人都不能呼吸，白天一到下午就犯困，整个人都不好，感觉病情越来越重，这才意识到自己的睡眠障碍应该引起重视了。于是，在2019年11月的某天，他找到了四川大学华西第四医院睡眠呼吸疾病诊治中心的张晓晴主任。

莫先生来到张教授的诊断室后，张教授仔细地询问了他的情况并为其进行了耳鼻喉科专科检查：检查发现双侧下鼻甲肥大，鼻中隔左偏，双侧扁桃体2级肥大，软腭松弛、低垂、肥厚，悬雍垂肥厚、过长，咽腔明显狭窄。

之后，张教授为莫先生安排了多导睡眠监测、持续正压通气检查、纤维鼻咽喉镜检查，睡眠监测如实地记录了莫先生的睡眠分期、呼吸气流、血氧饱和度及血压波动等情况。睡眠监测结果显示为：重度睡眠呼吸暂停低通气综合征（OSAHS）、中度夜间睡眠低氧血症。

综合各项检查结果，张教授为莫先生选择了以微创手术治疗为主的综合治疗方案，以便帮助其尽快解决睡眠憋气问题，恢复健康睡眠。这一微创手术模式是张教授18年来在临床实践中探索出来的，手术过程中患者全程保持清醒，并且疼痛轻、出血少、创口小、恢复快，术后也易护理。

2019年11月27日早上9点40分手术开始，由于莫先生咽反射非常敏感，手术中反复出现无法配合的现象，增加了手术难度，但张教授凭借多年精湛的微创手术技术，在麻醉师及团队的共同努力下，顺利完成了鼻甲减容术、扁桃体减容术、软腭减容术、腭咽成形术、悬雍垂截断术和舌根减容术。

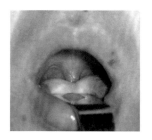 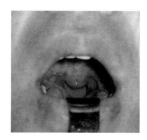

OSAHS微创手术前的咽腔　　　OSAHS微创手术后当天的咽腔

手术结束后，莫先生满怀感激地给张教授深深地鞠了一躬并说："父母给了我生命，张教授及团队给了我自然的呼吸，我从来没有感受过如此通畅的呼吸，简直太好了。"

术后复诊

术后第5天，莫先生来到张教授的诊断室复诊，他激动地向张教授反映自己现在的感受："张教授，我想说一下，一是手术过后我的整体感受非常好，我的呼吸变得非常自然，这是我30年来从未有过的感受。原来我一到下午就犯困，需要大口呼吸。因为工作压力太大，我需要每天下午喝咖啡和红牛来保持清醒，在术后的5天里我明显感觉整个人都轻松自然了许多。二是我也非常感谢张教授和您的团队，因为那天在手术过程当中，由于我的咽反射非常敏感，一碰就恶心、干呕，加之肌肉高度紧张以至于不停地颤抖，但是张教授及团队给了我必要的心理辅导和药物干预，尽管我配合不好，尽管手术时间拖得长，你们仍然没有放弃，让我避免了再次手术的风险及可能……最后我想说，谢谢张教授，父母给了我生命，张教授及团队给了我自然的呼吸。"

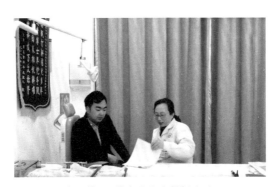

术后第5天莫先生和张教授交流

手术成功案例6

40分钟解决了66岁大爷20年睡眠打鼾困扰？！
——四川大学华西第四医院微创手术案例纪实

微创手术解决二十年病痛　鲜艳锦旗献给张晓晴教授

2018年12月24日清晨，来自西昌市的徐大爷到四川大学华西第四医院睡眠中心（四川省睡眠呼吸疾病诊治中心），将一面红底金字的锦旗送到了张晓晴主任手中，上书"睡眠打鼾困扰多年，晓晴博士华佗手段，妙手回春排忧解难，尖端科技万众称赞"，对睡眠中心张晓晴教授和她带领的医护团队表达了诚挚的感谢。

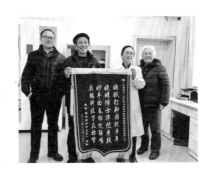

徐大爷今年66岁了，20年前开始打鼾，后来逐渐加重，10年前出现了睡眠呼吸暂停。当地医院建议徐大爷佩戴呼吸机治疗，然而只带了3个月，徐大爷就觉得不舒服而中止了治疗。经一位有相似经历的朋友介绍，徐大爷来到了四川大学华西第四医院睡眠呼吸疾病诊治中心，找到了张晓晴主任。

徐大爷自诉夜间睡眠张口呼吸，不能平卧，反复惊醒，起夜多次；早晨起床咽喉干燥，头昏脑胀，嘴唇发紫，整个白天都有明显的疲劳感，嗜睡，记忆力也大不如前。

经检查张教授发现徐大爷鼻腔的双侧下鼻甲都明显肥大，软腭松弛低垂，悬雍垂肥厚，咽腔明显狭窄。多导睡眠监测结果显示其AHI高达45次/小时（正常人AHI小于5次/小时），最低血氧饱和度只有64%，属于重度的OSAHS合并重度夜间睡眠低氧血症。

为了帮助徐大爷尽早摆脱病痛的折磨，12月19日，张教授亲自为徐大爷做了双下鼻甲减容术、软腭减容术、腭咽成形术和悬雍垂截断术等微创手术。全部手术仅用了40分

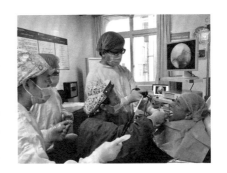

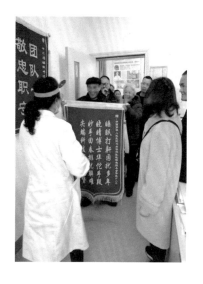

钟就顺利完成了，术后徐大爷自己感觉呼吸一下就畅通了，睡眠质量提高了，白天也不打瞌睡了。

徐大爷送来锦旗表达他对张晓晴教授医术的肯定和医德的称赞，他的老伴高兴地对张教授说道："手术后，呼噜声小多了，没有憋气情况了，一觉就睡到大天亮。以前嘴皮都是乌的，您看现在，都红润了，气色好多了，精神头也好多了，感谢！感谢！"

患者痛苦解除，神采飞扬，家属兴奋不已，感恩不绝，也感染了在场的医务人员。四川大学华西第四医院睡眠中心（四川省睡眠呼吸疾病诊治中心）自2002年成立至今，不断探索和实践，多年来总结出了一套应用微创手术治疗OSAHS的模式，为数万名OSAHS患者带来了健康的睡眠，整个团队的努力付出都值了！

手术成功案例7

千里寻高手　一刀断忧愁

"我打呼噜10多年了，呼噜声特别大，睡觉的时候经常憋醒。"来自甘肃的陈先生说，"前几年觉得还能扛得住，现在年纪大了，症状越来越重，血压也高，脾气也暴躁了，有时说着话都能睡着。"

陈先生回忆求医经历的时候无奈地说："这些症状让我越来越紧张，我想绝对不能再这样下去了。我去了好几家医院，因睡眠监测结果太严重，

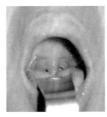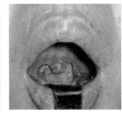

术前咽腔　　　　　　术后咽腔

血氧指数太低，风险指数高，医生都不愿手术，告诉我只能用呼吸机缓解。我自己实在没办法，就托朋友、家人找各种渠道，最后才在网上找到了四川大学华西第四医院睡眠中心的张晓晴教授。听说她对治疗打呼噜经验丰富，成功案例无数。"于是陈先生不远千里从甘肃来到四川大学华西第四医院睡眠中心求医。

张晓晴教授仔细询问相关病史，进行体格检查，安排睡眠监测、上气道阻塞平面定位检查等，发现陈先生双侧下鼻甲明显肥大，双侧扁桃体肥大，软腭松弛低垂，悬雍垂肥厚过长，舌根肥厚，咽腔明显狭窄。睡眠监测结果为"重度的OSAHS和重度的夜间睡眠低氧血症，最低血氧饱和度76%"。

根据各项检查结果，张晓晴教授为陈先生制订了以微创手术治疗为主的综合治疗方案，这是张教授18年来在临床实践中不断探索出来的手术模式。手术过程中患者能全程保持清醒，并且疼痛轻、出血少、创口小、恢复快，术后也易护理。由于陈先生咽腔肥厚组织堆积过多，咽腔暴露欠佳，加之敏感体质配合度不高，手术难度增加。但张教授凭借多年的手术经验和精湛的医术，在团队的配合下圆满完成了鼻甲减容术、扁桃体

减容术、软腭减容术、腭咽成形术、悬雍垂截断术和舌根减容术。术后，患者顿感呼吸轻松顺畅，一边轻松自在地走出手术室，一边微笑着向手术室的医护人员点头表示感谢。

术后第5天，陈先生激动地向张教授反映术后感受："现在睡眠好多了，呼吸顺畅了，以前每晚都憋醒2~3次，现在没有了，鼾声比以前变小了，也均匀了，以前起床后昏昏沉沉，与别人说话都能睡着，现在白天精神十分饱满。"

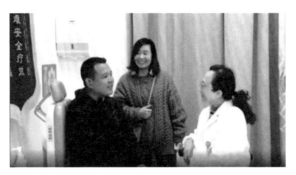

陈先生术后第5天复诊

陈先生将一面红底金字的锦旗和亲手写的感谢信送到张晓晴主任手中，对张晓晴教授和她带领的医护团队表示感谢，同时也高度称赞了张晓晴教授高超的医术。

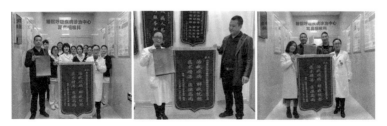

陈先生及家人送锦旗

手术成功案例8

4台手术同一天，4位小伙庆新生

（摘自四川大学华西第四医院官网，有改动）

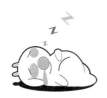

2021年8月某天，4位年轻的OSAHS患者准备离开四川大学华西第四医院睡眠中心，这是他们术后第6天。临走前，他们与张教授分享了重获健康睡眠的喜悦，表达了对张教授及团队的感谢。6天前，他们没有人能想到手术后病情就能有如此大的改善，6天后，他们带着重获自由呼吸的快乐，带着对新生活的憧憬，回到了各自的人生旅途。

李静涵：睡觉变成享受

"手术当天哪怕只睡了两三个小时，醒来也是清醒的。"接受OSAHS微创手术后的第6天，李静涵说道。"手术当天我的睡眠就变好了，第二天很精神。以前睡再长时间都没精神，每天晚上都被憋醒，睡不踏实，手术之后就没有憋醒的情况了。以前睡觉是受罪，现在睡觉是一种享受，感觉自己获得了新生。"

这位来自成都的32岁小伙子，打鼾、鼻炎20多年，最近3年情况加重，频繁出现睡眠憋醒的情况。

2021年5月下旬，李

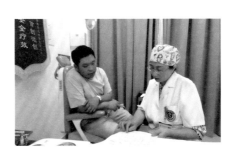

静涵来到了四川大学华西第四医院睡眠中心。张晓晴教授仔细询问病史、进行体格检查，为他安排整夜多导睡眠监测、上气道阻塞平面定位及电子鼻咽镜等检查。结果发现双下鼻甲明显肥大与鼻中隔相贴，双侧扁桃体3级，咽腔明显狭窄。睡眠监测结果为AHI 49次/小时、最低血氧饱和度72%、呼吸暂停总次数323次、最长呼吸暂停72秒。诊断为重度OSAHS和重度夜间睡眠低氧血症。

综合各项检查结果，张教授为他制订了以微创手术治疗为主的综合治疗方案，以便尽快帮助其解决睡眠中呼吸暂停问题，降低鼾声，恢复健康睡眠。

在术后第6天的采访中，李静涵开心地说："以前我经常烦躁易怒，工作效率低，注意力不集中，工作一会儿就累，开车也觉得累。现在睡得好了，心情也放松了，我很开心。"

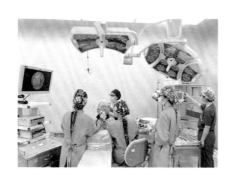

在谈到手术的过程时，李静涵说："我感觉手术比较快，因为是局麻，自己有意识，所以心理压力小，如果是全麻，还会担心醒不过来。而且过程中也不是很痛，可以接受。术后恢复的时候，早上起来喉咙会有点痛，过了一阵就好了。总的来说我觉得张教授的微创手术体验非常好，感谢张教授。"

李经福：感觉没什么，手术很快就结束了

"以前不知道用什么姿势睡，现在躺下就睡着了。以前早上起来头晕，现在没有这样的感觉了，神清气爽。以前憋气，现在不憋了。"接受OSAHS微创手术后的第6天，李经福说道。

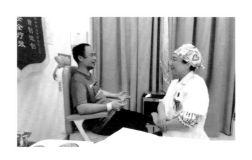

44岁的李经福来自四川罗江，打鼾已经10多年，呼吸暂停2年。2021年5月26日，李经福来到四川大学华西第四医院睡眠中心就诊。张晓晴教授及团队仔细询问他的病史、进行各项检查，安排整夜多导睡眠监测、上气道阻塞平面定位及电子鼻咽镜等检查。发现鼻甲肥大与鼻中隔相贴，双侧扁桃体肥大，软腭松弛，悬雍垂肥厚，舌根肥厚，咽腔明显狭窄。多导睡眠监测结果为AHI高达78.1次/小时、最低血氧饱和度74%、呼吸暂停454次、最长呼吸暂停43秒、整夜血压升高356次，其中与呼吸相关的有174次，与打鼾有关的26次。诊断为重度OSAHS和重度夜间睡眠低氧血症。张教授为其制订了微创手术治疗方案。

在术后第6天的沟通中，李经福说："我对张教授的团队特别满意。老师们在手术过程中会不断安慰我，告诉我怎样做，我只需要配合就行了。开始的时候我还有负担，感觉要上手术台了有些压力，但是手术很快就结束了，从手术室出来后不一会就感觉什么事儿都没有。这次手术缓解了我的身体压力和心理压力，感觉特别好。"

朱忠涛：呼吸轻松顺畅

34岁的朱忠涛打鼾6年多，呼吸暂停6年。在四川大学华西第四医院睡眠中心检查后，被诊断为重度OSAHS和重度的夜间睡眠低氧血症。其双下鼻甲肥大，悬雍垂肥厚、过长，扁桃体3级，舌体3级肥厚，咽腔严重狭小。多导睡眠监测结果为AHI高

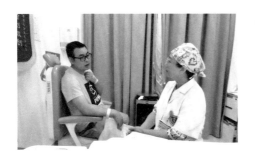

达64.6次/小时、最低血氧饱和度78%。

综合检查结果，张教授为他制订了微创手术治疗方案，这一微创手术模式是张教授十多年来在临床实践中探索出来的，手术过程中患者能全程保持清醒，并且疼痛轻、创口小、出血少、恢复快，术后容易护理。

术后朱忠涛说：现在我的呼吸很顺畅，明显能感到呼吸轻松。以前总是憋醒，而且感觉胃会反酸，有时候会呛醒。现在一觉就睡到天亮，不再有憋醒、呛醒的情况，我现在非常开心。"

廖兴：我现在脾气好了

来自四川宜宾的20岁年轻小伙廖兴，有打鼾3年、呼吸暂停1年的病史。深受困扰的他在2021年5月来到四川大学华西第四医院找到张教授就诊。

在仔细询问病史，进行体格、多导睡眠监测及电子鼻咽镜等检查后，诊断为OSAHS和轻度的夜间睡眠低氧血症，鼻腔、咽腔均有阻塞平面。综合考虑后，张教授为他制订了微创手术治疗方案。

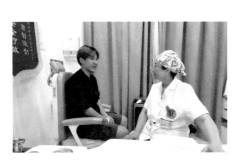

手术后，廖兴说："现在睡醒第二天我特别精神。以前

我会憋气，会醒，每天两三次。以前我会特别不耐烦，暴躁，别人说什么我都听不进去。现在睡得好了，脾气也好了，别人说话我也能听进去了。"

　　4位来自不同城市、不同行业的患者在同一天经历了短暂的手术，OSAHS微创手术为他们带来了快乐的生活和顺畅的呼吸，这种美好的改变让他们拥有了不一样的人生。在张教授应用微创技术诊治OSAHS患者的19年生涯中，像这些术后有好的深切感受的案例还有很多很多。我们衷心祝愿他们，早日康复，健康快乐！也祝每个人都能拥有好的睡眠，身体健康，幸福快乐！

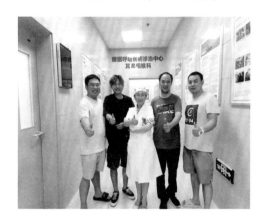

附录 宣传及学术交流篇
Conduct Propaganda

四川大学华西第四医院作品《以呼之名》荣获睡眠医学科普秀第二名。

——摘自四川大学新闻网

2021年7月16日至18日，由中国医师协会、中国医师协会睡眠医学专业委员会主办，四川大学华西医院、华西第四医院承办的第十二届睡眠医学学术年会在成都举办。会议设置主会场一个、分会场六个，举办第十二届睡眠医学执业技能大赛、第一届睡眠医学科普秀。

2019—2021年四川大学华西第四医院睡眠中心连续三年成功承办四川省医学会睡眠医学学术会议。

——摘自四川省医学会、四川大学华西第四医院微信公众号

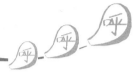

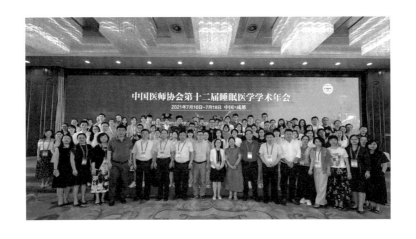

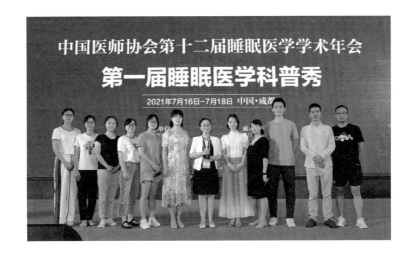

全国首届睡眠医学科普秀第二名

　　2021年举办的第十二届睡眠医学学术年会增设了一个全新版块——睡眠医学科普秀，以"畅享良好睡眠，睡眠专家讲科普"为主题，旨在提高疾病诊疗水平，向广大市民普及睡眠疾病危害。

　　经过前期线上视频初赛选拔，来自北京、上海、武汉、成都等医院的17个团队从50多支队伍中脱颖而出，进入现场决赛。在比赛现场，来自各大医院的医护人员纷纷亮出绝招，通过情景剧、演讲、歌曲表演等多种形式，汇聚各地方言，生动演绎了生活中常出现的睡眠疾病以及相关睡眠医学知识。

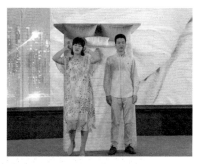

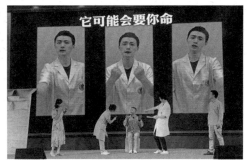

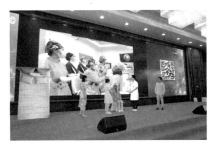

四川大学华西第四医院睡眠中心作为四川省唯一入选决赛的队伍，一亮相就引得现场观众掌声不断，最终取得了第二名的佳绩。节目音乐改编自周杰伦的《以父之名》，节目以说唱、表演方式进行，不仅融合了音乐的节奏感，还再现了打鼾患者生活中的困扰，不仅说明了病情成因，还介绍了诊断标准和手术治疗方法等打鼾治疗中患者非常关心的知识。

初赛阶段，科普秀负责人从日常门诊患者自述的生活经历得到灵感，用音乐中的尖叫声表达患者因打鼾而难以安眠的情绪，进而用歌曲节奏将科普内容表达出来。备战决赛时，在张晓晴主任的支持下，四川大学华西第四医院睡眠中心的医生、技师纷纷参与演出，老师们在保证日常繁忙工作顺利进行的情况下，利用中午和周末的休息时间，在睡眠监测室的狭小过道中多次彩排。

四川电视台《新闻现场》报道

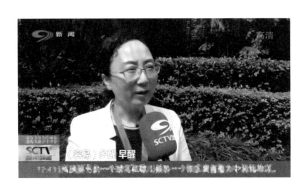

《四川手机报》报道

《四川手机报》全程报道了此次科普比赛，采访中张晓晴教授表示：医生不仅要治病救人，作为专业人员，更要承担为市民科普的责任，既要上得了手术台，还要上得了舞台，内要进门诊，外要进社区，进社会，走近老百姓，把正确的、科学的、有效的知识，以老百姓喜欢的形式，"装进"老百姓的

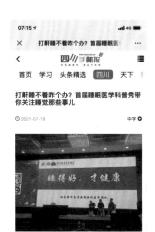

大脑中。这次科普大赛，就是睡眠中心的一次好的尝试。张晓晴教授表示，比赛已经结束，但同时也意味着新的开始，我们要总结经验，继续努力，将科室的科普宣传工作提升到新的层面，为患者、为医院、为社会创造更大价值。

四川省医学会第八次睡眠医学学术会议

2019—2021年四川大学华西第四医院睡眠中心连续三年成功承办四川省医学会睡眠医学学术会议。

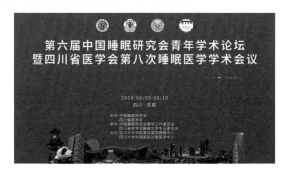

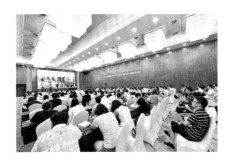

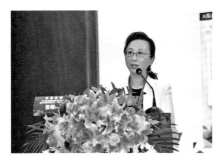

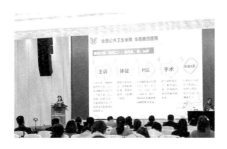

第六届中国睡眠研究会青年学术论坛暨四川省医学会第八次睡眠医学学术会议于2019年8月9日至10日在四川省成都市成功召开。

本次大会是四川省睡眠医学领域学术水平最高、涉及学科最多的会议，大会邀请了国内睡眠医学领域的中国科学院陆林院士、中国医师协会睡眠医学专业委员会叶京英主委、中国睡眠研究会西部工作委员会谢宇平主委、四川大学华西医院唐向东教授、四川大学华西第四医院张晓晴教授等多名专家，内容丰富，从睡眠相关基础研究到临床诊治，从药物治疗、局部治疗到微创手术治疗，从科研方法设计到论文写作等，让参会者领略了睡眠医学领域大咖的风采，了解了最前沿的睡眠医学知识。与会人员表示收获满满，受益匪浅。此次会议授课专家44人，开设分会场及论坛5个，参会人数达340余名。

四川大学华西第四医院张晓晴教授进行了"微创手术对

OSA患者生命安全和生活质量的意义"主题讲座，张教授总结了18年来应用微创手术模式治疗OSAHS患者近万例，创造了零死亡、零医疗事故记录的经验。具体手术案例的随访数据和临床科研结果表明，微创手术可以缓解疲劳、倦怠，减轻白日嗜睡症状，提高工作效率，同时有效避免睡眠中猝死，在减轻OSAHS患者并发症、保证生命安全和提高生活质量方面起到了重要作用。打鼾是隐形的"健康杀手"，有时甚至会危及生命，需要高度重视。为了普及睡眠常识，张晓晴教授带领团队编写了《警惕"睡眠杀手"——别拿打鼾不当病》一书，还创建了"华西睡眠张晓晴"公众号。

会议期间，还召开了四川省医学会第二届睡眠医学专业委员会全体委员会议。

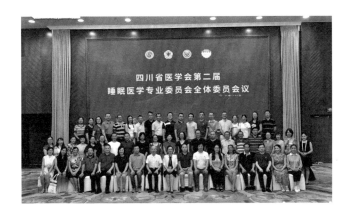

四川省医学会第九次睡眠医学学术会议

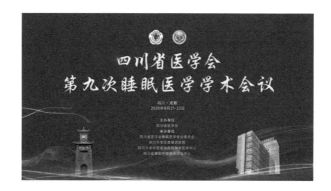

八月桂花遍地开，十里飘香入城来。由四川省医学会主办，四川大学华西第四医院承办的第九次睡眠医学学术会议于2020年8月21日至22日在美丽的成都如期召开。

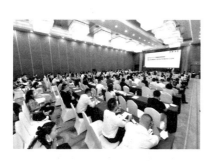

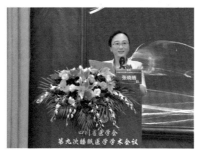

大会邀请了多名国内外睡眠医学领域大咖级专家，如华盛顿大学Michael V. Vitiello 教授、中国睡眠研究会西部工作委员会谢宇平主委、四川大学华西第四医院张晓晴教授、四川大学华西医院唐向东教授、华中科技大学同济医学院胡清华教授、云南省第一人民医院吕云辉主任、天津医科大

学冯靖教授等。大会内容丰富，涉及疫情下OSAHS的风险评估与管理，OSAHS的多学科诊疗策略，睡眠中心的建设与发展，不同人群睡眠障碍以及睡眠障碍与高血压、帕金森病、慢性阻塞性肺疾病相关研究，青少年失眠的处理，失眠的认知行为治疗，缺氧与肺动脉高压等，从睡眠相关基础研究到临床诊治，从文献阅读、科研方法设计到论文撰写等。此次会议授课专家18人，参会人员300余名。

四川大学华西第四医院张晓晴教授做了"基于疫情下OSAHS的风险评估及管理"主旨发言。张晓晴教授指出，睡眠不足，睡眠质量降低会导致人体免疫力下降，增加细菌、病毒感染的概率，特别是OSAHS患者本身可能存在缺氧、睡眠结构紊乱、高血压、糖尿病等，病毒感染的可能性增加。对于这部分患者，在疫情期间应格外关注。张晓晴教授详细阐述了疫情期间OSAHS的风险评估及管理，并以疫情期间行微创手术的OSAHS患者为例，分析微创手术的优点及给患者带来的好处。

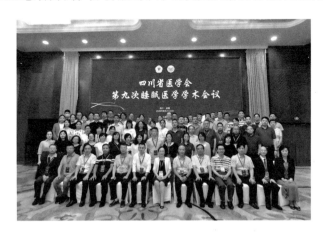

学冯靖教授等。大会内容丰富，涉及疫情下OSAHS的风险评估与管理，OSAHS的多学科诊疗策略，睡眠中心的建设与发展，不同人群睡眠障碍以及睡眠障碍与高血压、帕金森病、慢性阻塞性肺疾病相关研究，青少年失眠的处理，失眠的认知行为治疗，缺氧与肺动脉高压等，从睡眠相关基础研究到临床诊治，从文献阅读、科研方法设计到论文撰写等。此次会议授课专家18人，参会人员300余名。

四川大学华西第四医院张晓晴教授做了"基于疫情下OSAHS的风险评估及管理"主旨发言。张晓晴教授指出，睡眠不足，睡眠质量降低会导致人体免疫力下降，增加细菌、病毒感染的概率，特别是OSAHS患者本身可能存在缺氧、睡眠结构紊乱、高血压、糖尿病等，病毒感染的可能性增加。对于这部分患者，在疫情期间应格外关注。张晓晴教授详细阐述了疫情期间OSAHS的风险评估及管理，并以疫情期间行微创手术的OSAHS患者为例，分析微创手术的优点及给患者带来的好处。

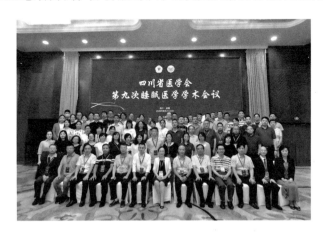

四川省医学会第十次睡眠医学学术会议

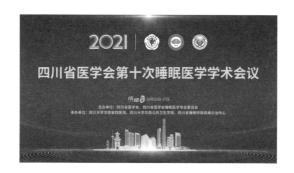

　　金秋时节逢盛会，丹桂飘香迎贵宾，四川省医学会第十次睡眠医学学术会议于2021年10月16日至17日在成都如期召开。

　　本次大会由四川省医学会、四川省医学会睡眠医学专委会

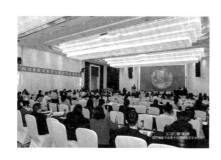

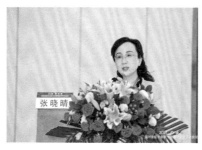

主办，四川大学华西第四医院、四川大学华西公共卫生学院及四川省睡眠呼吸疾病诊治中心承办，是四川省睡眠医学领域学术水平最高、涉及学科最多的会议。大会邀请了多名中国睡眠医学领域著名专家，如四川省医学会睡眠医学专委会候任主委唐向东教授、中国睡眠研究会西部工作委员会主委谢宇平教授、四川省医学会睡

眠医学专委会主委张晓晴教授及中国老年医学学会睡眠科学分会副会长吕云辉教授等。会议内容丰富，涉及微创下腭咽重塑手术对OSAHS患者的重要意义、儿童OSAHS与注意力缺陷、老年睡眠呼吸疾病的治疗、失眠的中西医治疗进展等，参会者领略了睡眠医学界专家的风采，了解了睡眠医学前沿发展。此次会议授课专家20余人，与会人员200余名。

张晓晴教授做了主旨发言，谈道：基于软组织下的咽腔重塑手术使咽腔扩大了6~8倍，改善了缺氧状况，有效延长了OSAHS患者的生命周期，提高了生活质量，对于OSAHS患者的认知功能、精神状态改善以及预防OSAHS相关慢病的发生及发展具有重要意义。

四川大学华西第四医院睡眠中心建立的OSAHS微创新术式是十分安全的，19年来，未见死亡和严重并发症（食道反流、术后大出血等），随访结果显示，术后患者打鼾、憋气、张口呼吸及白日嗜睡等症状明显缓解或消失。

大会中全国著名睡眠医学专家对张晓晴团队所创立的手术新术式做出了高度评价：张晓晴团队开创的OSAHS微创新术式给广大患者带来了福音，开创了OSAHS围术期零死亡先河。

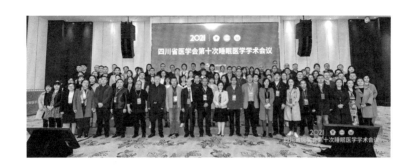

经过2天内容丰富的学术交流，四川省医学会第十次睡眠医学学术会议于2021年10月17日下午圆满落幕。此次会议的成功举办，让参会者获益匪浅。

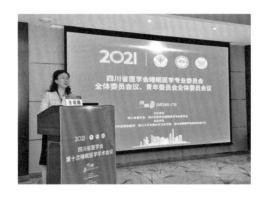

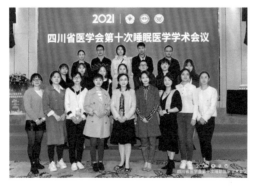

结束语

我从事临床工作32年，接待患者20余万人次，完成手术2万余例。很多临床案例令我触目惊心。现在仍有很多OSAHS患者每夜在生死边缘游走，可有些人却毫不知情，不知"睡眠杀手"正在靠近。

忙碌一天后，良好的睡眠可以使人身心愉悦。睡觉时，器官处于低能代谢状态，可吸收多种营养，补充白天的消耗，养精蓄锐，为第二天做好准备。

人不能不吃饭，不呼吸，不睡觉。打鼾不是想打就打，不想打就不打的。有人小时候打，后来不打了；有人平时不打，喝了酒就打；有人年轻时不打，中年发福或步入老年后便开始打。每个人打鼾持续的时间不一、程度不同。打鼾在一些人眼中是正常现象，是"睡得熟、睡得香"的表现，以为顺其自然即可，其实打鼾给很多人带来了烦恼和痛苦。有的人夜晚睡觉时打鼾，白天午觉或小憩时也打鼾，甚至在会议室、电影院等公共场合鼾声大作，十分尴尬。打鼾还会折磨家人，影响他人休息，破坏家庭和谐，甚至导致夫妻分居、离异，更有甚者，还导致多种安全隐患，甚至引发交通事故，造成不可挽回的损失，让人追悔莫及。

医学上将偶尔发生的，且无明显憋气现象的打鼾称为良性

143

打鼾；而将经常发生，且伴有憋气现象的打鼾称为睡眠呼吸暂停综合征。后者对人的身心健康具有极大危害，需要及时采取诊断、治疗措施，绝对不能掉以轻心。

夜间打鼾、呼吸暂停与躯体疾病关系密切，对人日常生活的威胁较大。长期的睡眠障碍会诱发多种并发症，引发和加重心脏、呼吸道、血管、神经、肾脏、内分泌、性功能等方面的疾病，形成恶性循环。长期频繁的睡眠障碍所引发的相关并发症也是致死致残的重要原因。就睡眠呼吸暂停综合征患者而言，夜间睡眠过程中频繁的呼吸暂停和缺氧可能导致白天嗜睡，而白天嗜睡是工伤事故、交通事故等发生的主要原因之一。青少年、儿童打鼾和睡眠时的呼吸暂停，常常引起白天嗜睡，记忆力下降，注意力难以集中，导致学习成绩差、智力和身体发育不健全等问题。因为在睡眠时，特别是在深睡眠期，儿童脑内分泌的生长激素最多，这是促进儿童骨骼生长的主要物质。

为唤起大家对睡眠健康的重视，2001年，国际精神卫生和神经科学基金会主办的全球睡眠和健康计划发起了一项全球性的活动，将每年的3月21日定为"世界睡眠日"，希望能够利用"世界睡眠日"唤起全民对睡眠健康的关注和重视，使人们充分认识到睡眠健康的重要性，以达到防止其严重影响生活质量和生命健康的目的。充足的睡眠、适当的运动和均衡的饮食，是国际公认的三项健康标准。

从医这些年，我们不知疲倦地向患者解释病情，不厌其烦地倾听患者的倾诉，全心全意地研究患者的案例。我们感受着患者及其家属的焦急、忧虑和不安，体会着患者经受的折磨和治愈时的喜悦。我们见过很多家庭因小孩"打鼾、张口呼吸"来院就诊，儿童是祖国的花朵，承载着每个家庭的希望和快乐，儿童的健康关乎着他们自身的命运以及家庭的幸福。我们接手过很多因睡眠呼吸暂停而失眠的老人，俗话说："家有一老，如有一宝。"每个家庭都有责任关心老人的健康。我们诊治过很多因"打鼾、白天嗜睡"而濒临失业的成人，他们是每个家庭的顶梁柱，他们的健康关乎着家庭的稳定与幸福。因此，我们高度关注全生命周期的睡眠质量，给予每一个有睡眠障碍的患者关爱和悉心的诊治，帮助他们摆脱睡眠问题带来的无奈、痛苦、尴尬和不如意。我们努力提高患者的生活质量，帮助他们更好地面对生活。

令人欣慰的是，随着人们健康观念的更新、睡眠知识的普及以及医疗科学技术的进步，睡眠健康问题日益受到关注和重视。

本书用通俗易懂、轻松的语言，借助临床例证、媒体报道、问题解答等多种方式深入浅出地介绍了睡眠健康知识和打鼾的危害，对提高打鼾者的生活质量具有重要意义。但是，由于时间紧迫，书中难免存在不妥之处，恳请广大读者批评指正，不胜感激！

打鼾并不可怕！只要你正确面对，积极配合，是可以减轻或治愈的。

张晓晴

2022年5月

"四川省睡眠呼吸疾病
诊治中心"简介

　　四川大学华西第四医院于2002年2月成立了"睡眠呼吸疾病诊治中心"（以下简称"睡眠中心"）。睡眠中心主任张晓晴博士在西南地区率先引进微创手术系统，应用引自美国的Ellman射频电波刀和等离子低温消融手术系统，成功治疗了来自海内外的众多OSAHS患者。

　　2004年5月中央电视台《走近科学》栏目制作了《午夜惊梦》。此片首次记录了张晓晴博士引用高科技微创手术治疗重症OSAHS患者的全过程，向观众介绍了OSAHS的危害，受到了各界人士的广泛关注，不仅吸引了加拿大、美国等国家的患者

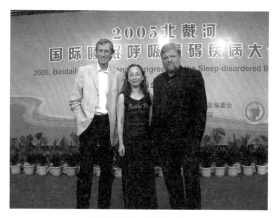

国际睡眠医学高峰论坛

前来就诊，也帮助四川省的睡眠事业在全国占得一席之地，为四川大学争得了荣誉。

张晓晴博士是我国著名的"鼾症"专家，在OSAHS的微创手术治疗领域具有很深的造诣。2005年10月，张晓晴博士又引进了国际先进的Pillar上腭植入支架系统，使OSAHS的治疗迈上了一个新的台阶。同时，睡眠中心还开展了对常见病和多发病的诊治工作，对突发性耳聋、过敏性鼻炎、慢性咽炎、中耳炎、慢性鼻窦炎等形成了自己独特的治疗方式，得到了患者的一致好评。睡眠中心现已冠名为"四川省睡眠呼吸疾病诊治中心"，成为四川省广大居民信赖的睡眠中心之一。

20年来，通过多种方式、多种渠道及一系列的策划，四川大学华西第四医院睡眠中心成了很多媒体关注的焦点，《人民网》、《澳门日报》、《四川新闻网》、四川人民广播电台、四川电视台的《新闻现场》《全天报道》《黄金30分》《新闻追击》、成都电视台、《成都商报》、《成都晚报》、《华西都市报》、《成都日报》、《扬子晚报》、《大河报》等几十家媒体，对睡眠中心进行了数百次报道。睡眠中心还创立了"华西睡眠"专业网站，设立了专用咨询电话，解答患者的疑难问题，普及睡眠呼吸疾病等方面的常识，为患者提供多角度服务和专业咨询。目前，网站累积点击100万余次，电话咨询数万人次。2017年创建了"华西睡眠张晓晴"微信公众号，以文章推送的方式向全民科普睡眠相关疾病的诊断、治疗以及最新进展知识，通过真实案例和视频分享的方式帮助民众近距离地了解睡眠障碍诊治的全过程，督促睡眠障碍者及时就医，为普及睡眠知识、提高全民的生活质量做出了贡献。至今，微信公众号共计推文60余篇。睡眠中心还具有较强的策划能力，如为推出微创手术系统治疗OSAHS，睡眠中心特地与媒体一起策划了既能吸引大众目光，又颇具影响的打呼噜比赛，在全城征集"呼噜大王"，为其免费进行监测和手术。该活动至今仍为患者津津乐道。

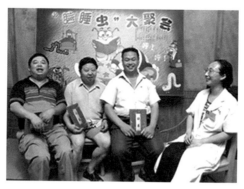

全城"呼噜大王"比赛

睡眠中心不但开展临床诊治工作，还高度关注睡眠医学领域的科学研究工作，开展了睡眠呼吸疾病的病因学研究，在蛋白和基因水平方面长期系统地研究睡眠障碍的发病机制、疾病进程以及转归，对不同职业人群睡眠质量和生存质量的相关性研究也有独到见解，完成了"微创手术系统在睡眠障碍诊治中的应用""成都飞机制造厂工人睡眠质量和生存质量相关性分析""等离子体低温消融手术系统在OSAHS治疗中的研究""阻塞性睡眠呼吸暂停低通气综合征危险因素探讨"和"睡眠障碍与职业分布的关系"等一系列课题。2020年，获四川省卫生健康委员会"血清MMP-9水平及基因多态性与OSAHS的相关性研究"及成都市科学技术局"新一代智能防护口罩的产业化及衍生疫情预警系统的建设"科研项目立项；2021年，获四川省科学技术厅"结合深度学习构建睡眠数据中心与人工智能数据模型"科研项目立项，睡眠中心主任张晓晴获"一种口内悬雍垂周长测量工具"及"一种便于使用的高频电刀"发明专利。

多年来，睡眠中心运用长期积累的数据和经验创建了一套极具特色的睡眠障碍诊治模式及流程，为患者提供了更高效、更优质的服务。四川大学华西第四医院是四川省医学会睡眠医学专委会主委单位，张晓晴教授作为主委带领睡眠中心医疗团队成功承办了四川省医学会第八次、第九次和第十次睡眠医学学术会议，为推进四川省睡眠医学的发展、提升睡眠医学的科学研究和诊疗水平做出了积极贡献。张晓晴教授还曾多次应邀在中华医学会耳鼻咽喉科年会上做关于"微创手术系统治疗重症OSAHS的临床研究"的学术报告和手术示教。

此外，睡眠中心也具有一定的教学能力，承担住院医师、进修医师及硕士研究生教学及临床培训工作，培养硕士研究生20余名；还围绕每年的"世界睡眠日"举办了一系列学术及宣传活动，产生了广泛影响。

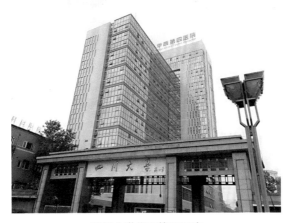

四川大学华西第四医院

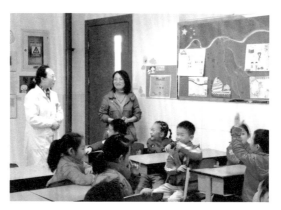

睡眠知识进课堂

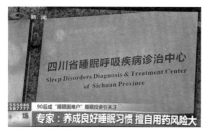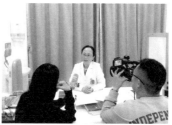

2020年"世界睡眠日"SCTV-4 新闻采访